Yoga sur Chaise pour Maigrir

Le programme de 28 jours pour perdre du poids et brûler la graisse du ventre en restant assis et en travaillant moins de 10 minutes par jour. Incluant un bonus alimentaire et un plan d'entraînement

Mirelle Belrose

Copyright © 2023-2024 Mirelle Belrose

Tous les droits du livre sont réservés.

A l'exception des phrases et des citations dans le texte.

La plupart de ces phrases ont un auteur personnel. Toutes les phrases de ce livre peuvent être facilement trouvées sur le web ou dans d'autres documents d'information.

Une partie de ce livre peut être reproduite sous n'importe quelle forme ou par n'importe quel moyen électronique ou mécanique, y compris les systèmes de stockage et de récupération de l'information, sans l'autorisation écrite de l'auteur.

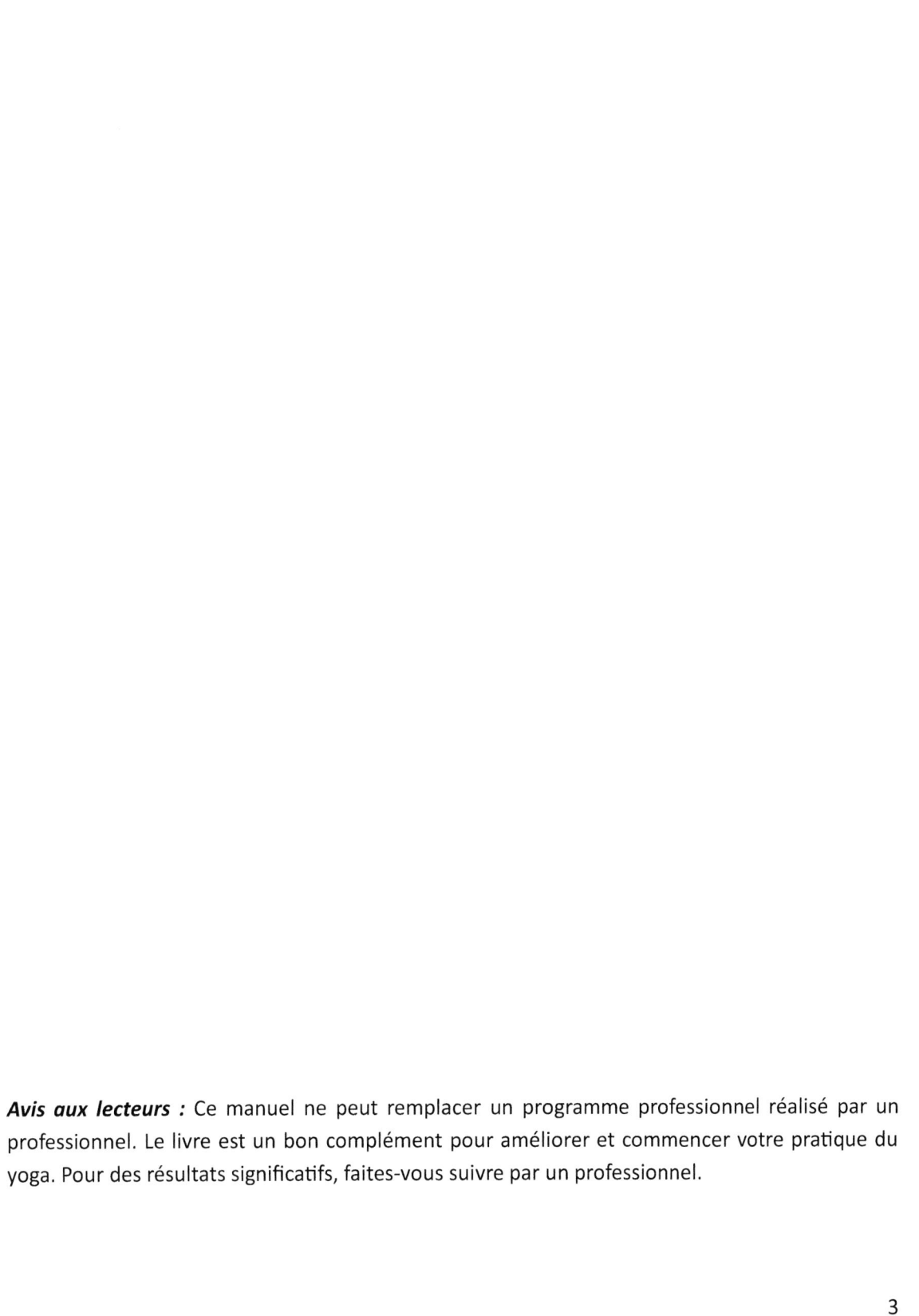

Avis aux lecteurs : Ce manuel ne peut remplacer un programme professionnel réalisé par un professionnel. Le livre est un bon complément pour améliorer et commencer votre pratique du yoga. Pour des résultats significatifs, faites-vous suivre par un professionnel.

SOMMAIRE

Introduction 6

   Chapitre 1 : Les bases du yoga sur chaise 8

      Section 1 : Qu'est-ce que le yoga sur chaise ? 8

      Section 2- Bienfaits du yoga sur chaise pour la perte de poids 12

      Section 3- Comment le yoga sur chaise brûle les calories et la graisse abdominale 15

      Section 4- 10 minutes par jour pour des résultats rapides 16

      Section 5- Préparer son esprit et son corps pour la pratique 16

   Chapitre 2 : Le programme de yoga sur chaise en 28 jours 18

      Section 1- Introduction au programme de 28 jours 18

      Section 2- Explications sur la structure du programme 18

      Section 3- Présentation détaillée de chaque journée du programme 20

      Jour 1 : 20

   Chapitre 3 : Exercices et postures clés de yoga sur chaise 35

      Section 1- Les postures debout près de la chaise 35

      Section 2- Les flexions avant sur la chaise 43

      Les différents types de flexions avant sur chaise 43

      Section 3- Les torsions assises sur la chaise 46

      Section 4- Les postures d'équilibre avec appui de la chaise 48

      Section 5- Les exercices de respiration et de méditation sur la chaise 51

   Chapitre 4 : Conseils pour maximiser les résultats 55

      Section 1- L'alimentation idéale pour accompagner la pratique du yoga sur chaise 55

      Section 2- Comment augmenter progressivement la difficulté 59

      Section 3- Comment rester motivé pendant 28 jours 62

      Voici quelques conseils pour vous aider à tenir bon, au moins durant les 28 jours du programme. 62

      Section 4- Comment intégrer le yoga sur chaise dans votre quotidien 66

   Chapitre 5 : Bonus - Guide alimentaire pour perdre du poids 68

      Section 1- Principes de base d'une alimentation saine et équilibrée 68

Section 2- Résumé des aliments à privilégier et à éviter 69

Section 3- Recettes minceur à cuisiner facilement, et adapté au yoga sur chaise 69

Section 4- Conseils et astuces pour mieux manger au quotidien 73

Comment vous alimenter avant une séance de yoga sur chaise ? 73

Comment vous alimenter après une séance de yoga sur chaise ? 73

Chapitre 6 : Bonus - Programme d'entraînement complémentaire 76

Section 1- Pourquoi combiner yoga sur chaise et exercices cardio 76

Section 2- Programme d'entraînement en 12 minutes 78

Section 3- Descriptions des exercices d'entraînement supplémentaire 79

Section 4- Conseils pour progresser à son rythme quand on débute en yoga sur chaise 79

Section 5- Comment trouver un professeur de yoga sur chaise près de chez vous 81

Vous pouvez trouver votre professeur de yoga par exemple : 81

Conclusion 82

Résumé des points clés du programme 82

Rappel des bienfaits du yoga sur chaise 82

Motivation pour le lecteur à commencer dès aujourd'hui 83

Introduction

Présentation du yoga sur chaise et de ses bienfaits pour perdre du poids et brûler la graisse abdominale

Le yoga sur chaise est un exercice praticable connu pour ses avantages en matière de perte de poids, en particulier pour la réduction de la graisse du ventre. Il fait travailler vos muscles en douceur sans solliciter vos articulations, améliorant ainsi votre posture et votre souplesse.

Faire du yoga sur une chaise pour renforcer les muscles du ventre et galber la taille. Prendre des respirations longues et profondes vous aide à vous calmer et à diminuer le stress, notamment ainsi l'envie de manger temporairement. Vous êtes peut-être assis, mais les mouvements doux et rythmés stimulent votre circulation sanguine et accélèrent votre métabolisme.

En consacrant 10 minutes par jour, le yoga sur chaise peut vous aider à éliminer des calories, à renforcer vos muscles et à améliorer lentement votre silhouette. C'est une superbe méthode pour retrouver un ventre plat et tonifier votre taille en douceur. Continuez à le pratiquer régulièrement et vous en tirerez des avantages pendant longtemps.

Explication du programme de 28 jours proposé dans le livre

Le livre propose un programme de 28 jours. Il vise à aider à perdre du poids et à réduire la graisse du ventre. Vous devez pratiquer le yoga sur chaise tous les jours. Cela ne vous prendra même pas dix minutes. Le plan repose sur deux points essentiels :

- Voici une série de mouvements quotidiens de yoga sur chaise à essayer. Ils ont été choisis avec soin pour cibler les muscles du ventre et éliminer les calories pendant que vous êtes assis ! Chaque série prend moins de 10 minutes, c'est donc rapide. Des photos vous montrent clairement comment faire chaque mouvement. Au fur et à mesure des 28 jours, les exercices deviennent un peu plus difficiles.
- Vous bénéficiez d'un bonus avec cet excellent programme de repas et d'exercices. Il s'associe à votre yoga sur chaise, ce qui améliore encore les résultats. Les conseils diététiques vous offrent à mincir et les 12 minutes de cardio vous permettent de brûler les graisses tout au long de la journée.

En associant des mouvements de yoga en position assise, des choix alimentaires équilibrés et des séances d'entraînement stimulantes, ce programme de quatre semaines permet de perdre du poids et de la graisse abdominale. Le yoga accélère la combustion des calories et raffermit le ventre, tandis que l'alimentation et le cardio améliorent la combustion de l'énergie par le corps.

- **Présentation du bonus alimentaire et du plan d'entraînement inclus**

Voici un aperçu du bonus repas et du guide d'entraînement que propose le livre. Le livre offre deux suppléments pour accompagner le plan de yoga sur chaise et améliorer les résultats :

- Il s'agit d'un guide simple pour bien manger. Il suggère les bons aliments à consommer, les mauvais à éviter et propose des recettes faciles à réaliser au quotidien. L'objectif ? Une bonne alimentation pour perdre des kilos.
- Un programme d'exercices rapides de 12 minutes associé à des pratiques de yoga en position assise. La routine comprend des exercices simples et utiles tels que la corde à sauter, les burpees et les sauts en étoile. L'objectif est de brûler les calories et d'améliorer le métabolisme tout au long de la journée.

Ces deux avantages supplémentaires contribuent à renforcer l'impact du yoga sur chaise. En encourageant un mode de vie qui aide à perdre du poids et à réduire la graisse du ventre, ils offrent des conseils pratiques simples à mettre en œuvre au quotidien.

Chapitre 1 : Les bases du yoga sur chaise

Le yoga sur chaise est un type de yoga que tout le monde peut pratiquer. Il suffit de s'asseoir sur une chaise pour le pratiquer. Même si vous êtes débutant ou si vous avez des difficultés à vous voir, vous pouvez le faire.

Le yoga sur chaise peut vous aider à perdre du poids de plusieurs façons. En se tordant et en se pliant, les muscles du ventre se renforcent. Ce mouvement musculaire brûle des calories. Il diminue également le stress et met fin aux fringales émotionnelles. Enfin, votre posture s'améliore et vous devenez plus souple.

Il suffit d'y consacrer 10 minutes par jour pour que le yoga sur chaise stimule les métabolismes et brûle les graisses. Cela est particulièrement vrai pour la région du ventre.

Pour bien commencer, il est préférable de calmer son esprit en respirant profondément. Porter des vêtements confortables peut également vous aider. N'oubliez pas de vous hydrater et essayez de ne pas prendre de repas trop copieux avant de commencer à vous entraîner.

Section 1 : Qu'est-ce que le yoga sur chaise ?

Le yoga sur chaise est un type de yoga simple que tout le monde peut pratiquer, même en position assise. Il est donc accessible à tous, y compris aux personnes ayant des contraintes corporelles ou aux débutants. Le yoga sur chaise est un type de yoga qui utilise une chaise pour s'asseoir ou se soutenir. Ce style de yoga s'adresse à tout le monde ! Peu importe votre âge, votre santé, votre niveau d'expérience ou même votre état d'esprit.

Ce type d'appareil vous permet d'effectuer des poses de yoga classiques avec une chaise. La chaise sert d'équilibre et d'aide. Vous pouvez vous pencher, vous serrer et vous tirer. Vous pouvez également méditer et faire des exercices de respiration. Vous pouvez faire tout cela en étant assisté.

La chaise offre un soutien ferme pour les positions debout et vous permet de régler le niveau d'étirement. Les mouvements restent fluides, offrant un exercice musculaire sérieux sans affecter les articulations.

Le yoga sur chaise offre tout ce que le yoga classique offre : le calme, des muscles plus forts, un corps et un état d'esprit plus souples. Il aide à mieux aligner le corps, à améliorer les mouvements et à rester stable. C'est une méthode de choix pour lutter contre la tension et l'inquiétude.

La pratique quotidienne du yoga sur chaise pendant 10 à 30 minutes seulement peut vous aider à perdre du poids. Il stimule la combustion des calories, renforce les muscles tels que les abdominaux et réduit les émotions alimentaires.

Il existe plus de 350 poses différentes de yoga sur chaise. Cela permet aux instructeurs de yoga de créer une variété de parcours de yoga conçus pour leurs apprenants.

Ces poses peuvent répondre à de nombreux besoins différents. Prenons l'exemple des personnes âgées. Dans leur yoga, les poses les proposent à pratiquer en toute sécurité. Ou encore le yoga thérapeutique. Dans ce cas, les poses permettent d'accélérer la guérison. Qu'en est-il du yoga prénatal ? Les poses permettent d'améliorer la circulation sanguine. N'oubliez pas que tous ces avantages varient d'un élève à l'autre.

Le yoga sur chaise permet aux apprenants de découvrir leur propre corps et leur respiration. Cette exploration conduit à des poses plus difficiles et aide les personnes ayant des problèmes de mobilité. Surtout, il est plus facile de tenir les poses plus longtemps.

Dans le domaine de l'initiation, les instructeurs de yoga ont la possibilité d'organiser les postures de yoga sur chaise en fonction des besoins de leurs élèves, tout en tenant compte de plusieurs facteurs. Il est essentiel de choisir une chaise et des poses appropriées, d'enchaîner correctement les mouvements, d'assurer une transition sans heurter entre les poses et d'inclure les bonnes techniques de respiration.

Quels sont les différents types de yoga sur chaise ?

Il existe différents types de yoga sur chaise dont chacun possède sa propre approche et ses objectifs spécifiques :

- **Le yoga sur chaise thérapeutique**

Le yoga sur chaise thérapeutique est une forme de yoga adaptée spécifiquement pour apporter des bienfaits à des personnes souffrant de problèmes de santé ou de limitations physiques.

Cette routine améliore facilement les mouvements, la souplesse, la régularité, le travail d'équipe, la respiration, la relaxation musculaire et la détente de l'esprit, le tout en toute sécurité sur une chaise.

Le yoga sur chaise est un outil de guérison qui peut aider à soulager des maladies telles que l'arthrite, la fibromyalgie, la sclérose en plaques, l'ostéoporose, etc. Il aide également à la récupération après une intervention chirurgicale ou un accident vasculaire cérébral.

Les poses sont conçues en fonction des compétences de chaque apprenant, ce qui permet de développer la force du corps en toute sécurité. L'instructeur garde à l'esprit les besoins uniques de chaque élève. La respiration attentive et la méditation dirigent la séance.

La thérapie par le yoga sur chaise offre plusieurs avantages pour le corps et l'esprit aux personnes confrontées à des difficultés, en leur permettant de pratiquer le yoga en toute sécurité et en toute simplicité.

Le yoga sur chaise thérapeutique offre de nombreux bienfaits pour les personnes souffrant de certaines pathologies :

<u>L'arthrite</u> : Le yoga sur chaise, avec ses exercices et ses étirements faciles, peut atténuer les douleurs articulaires et stimuler le mouvement chez les personnes souffrant d'arthrite. Il s'agit d'un exercice calme et apaisant, contribuant à réduire les douleurs articulaires et à améliorer les mouvements des personnes souffrant d'arthrite. De nombreux projets de recherche démontrent que la pratique fréquente du yoga sur chaise réduit considérablement les douleurs liées à l'arthrite, améliore la souplesse des articulations et stimule le fonctionnement général du corps. Des mouvements simples, des étirements, des exercices de respiration et l'assouplissement des muscles semblent aider. Le yoga aide à assouplir les articulations, à nourrir les tissus du corps et à réduire le stress qui aggrave les symptômes.

<u>Renforcement des os</u> : Le yoga sur chaise, qui renforce légèrement les muscles, peut préserver la santé des os et réduire le risque de fracture chez les personnes atteintes d'ostéoporose. Le yoga sur chaise est un exercice intéressant. C'est bon pour les muscles, ça les aide à se renforcer en douceur. De plus, il nous aide à nous étirer. Mais il n'y a pas

que les muscles ! Le yoga renforce également la densité osseuse. C'est un grand avantage. Nos muscles tirent sur nos os pendant le yoga. Cette traction est bénéfique pour notre corps. Elle augmente la masse des os et les rend plus résistants. Des études révèlent que 12 semaines de yoga sur chaise renforcent considérablement la solidité des os chez les femmes ménopausées dont les os sont fragiles. D'autres recherches font également état d'une diminution de la capacité à rester stable et à se tenir debout, y compris du risque de glisser et de se fracturer les os. Même si le yoga sur chaise ne peut pas remplacer la médecine, il peut être un complément utile pour maintenir les os en bonne santé. Une pratique régulière et correcte du yoga, sous le contrôle d'un médecin, peut réduire le risque de fragilité osseuse.

Rééducation après chirurgie : Le yoga sur chaise permet de recommencer à bouger en douceur et en sécurité pendant la rééducation après une opération. Des mouvements simples, des étirements faciles et le contrôle de la respiration permettent de retrouver le mouvement et l'agilité, sans pousser le corps trop vite. Cette tâche facile et modifiée permet de retrouver en douceur la puissance et l'amplitude des mouvements des articulations. Elle stimule la circulation du sang et de la lymphe, ce qui favorise la cicatrisation des plaies. Le yoga sur chaise renforce aussi légèrement les muscles affaiblis par le repos au lit. Sous le contrôle d'un médecin, le yoga sur chaise peut être un complément utile aux cours de rééducation habituels après une opération. Il favorise le processus de guérison et le retour à des exercices normaux.

Le yoga sur chaise est une méthode sûre et facile à améliorer l'équilibre et la coordination. Il renforce les muscles du corps qui nous maintiennent en équilibre. Il est axé sur le mouvement, l'étirement et le relâchement des tensions, le tout à partir d'une chaise. Pour les personnes qui ont des problèmes d'équilibre, c'est un excellent exercice. Ce type de yoga améliore l'équilibre d'une personne depuis une chaise, notamment les risques de chute. En plus d'améliorer la stabilité, le yoga sur chaise encourage un bon alignement du corps et soutient le mouvement dans le corps et les muscles. Faire de la musculation permet non seulement d'augmenter notre force, mais aussi de renforcer les muscles que nous utilisons au quotidien. En particulier, ceux des chevilles, des épaules et des hanches.

Fibromyalgie : Le yoga sur chaise est un outil utile pour les personnes atteintes de fibromyalgie, une maladie qui provoque des douleurs musculaires persistantes. Les mouvements doux du yoga sur chaise peuvent apaiser la douleur. Nombreux sont ceux qui soulignent les bienfaits de cet exercice léger. Le yoga sur chaise permet aux muscles de se détendre, stimule la circulation sanguine et stimule les endorphines, qui soulagent la douleur. Il existe des programmes de yoga sur chaise spécialement conçus pour la fibromyalgie. Ils impliquent des façons spécifiques de bouger et de s'asseoir visant à soulager la douleur. Ce type de yoga convient à tous les niveaux d'aptitude. Bien que le yoga ne puisse pas guérir la fibromyalgie, il peut, s'il est pratiqué régulièrement, en soulager les symptômes perturbateurs. Le soulagement peut porter sur la douleur constante, l'épuisement et les problèmes de sommeil. Dans sa douceur, le yoga sur chaise devient une solution précieuse pour renouveler la qualité de la vie.

<u>Sclérose en plaques</u> : D'après les recherches, le yoga sur chaise peut effectivement aider à gérer certains symptômes de la sclérose en plaques. Il réduit notamment la fatigue, la dépression et l'anxiété sur certains patients souffrant de SEP. Faire des étirements doux permet de soulager les spasmes et les douleurs musculaires. Les techniques de respiration consciente apportent détente et mieux-être. Bien que le yoga ne guérisse pas la SEP, il semble soulager de nombreux symptômes gênants. Le yoga sur chaise, qui est un choix facile, améliore considérablement la qualité de vie des patients. Sa pratique nécessite de prendre certaines précautions, ainsi qu'une surveillance médicale.

Section 2- Bienfaits du yoga sur chaise pour la perte de poids

- Le yoga sur chaise permet de renforcer les muscles, d'améliorer la posture et la souplesse, et de brûler plus de calories chaque jour pour aider à perdre du poids.

Avec le yoga sur chaise, vous faites travailler vos muscles, ce qui vous aide à les développer. Des muscles plus gros accélèrent votre digestion. Cela vous aide à brûler plus de calories, même lorsque vous êtes assis.

Le yoga sur chaise peut améliorer votre posture et vous aider à brûler des calories supplémentaires. Avoir une bonne posture signifie qu'il faut utiliser plus de muscles pour rester droit. Cela permet de brûler plus de calories.

En fin de compte, le yoga sur chaise améliore votre souplesse, ce qui vous permet d'éviter les blessures et de continuer à faire de l'exercice. Une meilleure souplesse vous permet d'accomplir les gestes quotidiens avec plus d'aisance. Elle peut améliorer votre activité physique totale et, par conséquent, vous permettre de brûler plus de calories.

En termes simples, le yoga sur chaise renforce les muscles. Il améliore la posture et vous rend flexible. Cela vous permet de brûler plus de calories. Vous perdez donc du poids.

- Le yoga sur chaise aide à réduire la graisse du ventre et à atteindre les objectifs de perte de poids. Il s'agit d'un type de yoga mixte qui utilise une chaise, soit en position assise, soit pour se soutenir dans les positions debout.

De nombreuses poses de yoga sur chaise sollicitent directement les muscles du tronc, ce qui donne une apparence plus forte car ces parties se développent et apprennent de l'exercice. Cela permet de modeler le ventre et de réduire la graisse au fil du temps.

Ces exercices offrent une souplesse qui favorise la santé générale du corps et prévient les blessures. Ils permettent d'augmenter l'activité physique au cours de la journée. En outre, ils contribuent à la perte de poids et à la réduction de la graisse du ventre.

De nombreux adeptes du yoga pensent que certaines postures facilitent la digestion. Cette attention portée au corps peut faciliter une alimentation plus saine. Elle peut également aider à perdre du poids et à réduire la graisse du ventre.

Pratiquer des exercices de yoga sur chaise tout en adoptant une alimentation saine et équilibrée vous permettra de travailler efficacement sur la réduction de votre graisse abdominale.

- Pratiquer régulièrement le yoga sur chaise peut stimuler vos métabolismes et brûler les graisses, vous aidant ainsi à perdre du poids.

Il fait travailler les muscles, améliore la circulation sanguine et favorise la relaxation. Le yoga sur chaise permet de brûler moins de calories que d'autres exercices, mais l'accent mis sur la posture et la respiration favorise la perte de poids à long terme. En renforçant vos muscles et en améliorant votre posture, le yoga sur chaise vous permet de brûler plus de calories par jour, ce qui favorise la perte de poids. De plus, il fait travailler vos abdominaux, ce qui, à terme, réduit la graisse du ventre. En outre, le yoga sur chaise favorise la relaxation et le contrôle du stress. Cela peut aider à réduire l'alimentation émotionnelle et les fringales. Enfin, la respiration et la méditation du yoga sur chaise conservent la pleine conscience et des habitudes alimentaires plus saines.

- Le yoga est un excellent moyen de lutter contre le stress et les crises de boulimie qu'il peut entraîner et qui entravent les tentatives de perte de poids.

Essentiellement, les pratiques de yoga comme la méditation et la respiration profonde permettent de mieux gérer le stress. Mais le stress entraîne souvent une alimentation émotionnelle et des fringales irrépressibles, faisant échouer les plans de régime. Le yoga, qui favorise la pleine conscience et l'acceptation, freine l'alimentation impulsive déclenche par les émotions. Il vous rend plus attentifs aux signes de la faim et à la sensation de satiété. De plus, le yoga favorise la relaxation et la recherche de nouvelles façons de gérer les émotions au lieu d'utiliser la nourriture. Il freine donc le grignotage nerveux et obsessionnel, un obstacle majeur à la perte de poids. Le yoga favorise donc une alimentation équilibrée, consciente et plus saine, ce qui est essentiel pour une perte de poids durable.

- Les exercices d'inspiration et d'expiration du yoga sur chaise ont la pleine conscience. Ils peuvent favoriser une alimentation plus saine.

La pleine conscience consiste à être attentif, sans esprit critique, au moment présent. En ce qui concerne l'alimentation, il s'agit de savoir ce que l'on mange, comment on le mange et ce que l'on ressent.

En concentrant votre esprit sur votre nourriture pendant que vous mangez, vous pouvez mieux écouter les signaux de faim et de satiété de votre corps. Cette concentration peut aider à prévenir les excès alimentaires ou les repas dus à l'ennui ou aux sentiments. En outre, le fait de savourer chaque bouchée peut vous permettre de vous sentir plus satisfait, même avec une quantité moindre de nourriture, ce qui évite les excès.

En outre, le fait d'inspirer profondément et de calmer son esprit peut réduire la tension. Cette tension est souvent à l'origine du mauvais choix alimentaire. En apprenant à gérer le stress, vous vous préparez à réduire vos émotions alimentaires. Cela permet de choisir les meilleures options alimentaires.

Faire du yoga sur chaise pendant 10 à 30 minutes par jour peut compléter efficacement un programme de perte de poids.

Dans un premier temps, le yoga sur chaise est un type d'entraînement qui, bien que léger, peut contribuer à brûler des calories et à renforcer les muscles. Ces éléments sont essentiels à la perte de poids.

Le yoga sur chaise peut améliorer votre flexibilité et votre équilibre. Cela peut vous rendre plus actif et vous aider à perdre du poids.

Sa pratique peut favoriser la pleine conscience. Cela peut conduire à de meilleures habitudes alimentaires et à moins de fringales émotionnelles. Ces deux facteurs rendent souvent la perte de poids difficile.

Enfin, tous les âges et tous les niveaux de forme physique peuvent pratiquer le yoga sur chaise. Cela signifie que vous pouvez ajouter à un plan de perte de poids si les exercices les plus difficiles sont difficiles.

Pour résumer, le yoga sur chaise n'est pas une solution magique pour perdre du poids. Cependant, il peut contribuer à la réduction du poids lorsqu'il est associé à un régime alimentaire nutritif et équilibré.

Section 3- Comment le yoga sur chaise brûle les calories et la graisse abdominale

Le yoga sur chaise aide à perdre des calories et la graisse du ventre de plusieurs façons. Tout d'abord, de nombreux mouvements de yoga sur chaise font travailler les muscles du tronc, ce qui les rend plus toniques car ils se modifient et se développent grâce à l'exercice. Cela signifie que vous continuez à fléchir vos muscles, à brûler des calories et à réduire la graisse du ventre même lorsque vous êtes en position assise.

En outre, l'agilité acquise grâce à ces séances d'entraînement contribue à maintenir le bien-être général du corps et à éviter les blessures. Il vous permet de maintenir une activité physique dans votre vie de tous les jours. Cela signifie que la pratique du yoga sur chaise peut augmenter votre temps d'activité total, ce qui peut vous faire perdre des kilos.

Enfin, quelques adeptes du yoga soutiennent que certaines postures facilitent la digestion. Cette prise de conscience de son corps pourrait conduire à des habitudes alimentaires plus saines. Une meilleure digestion peut également réduire les ballonnements et favoriser un ventre plus plat.

Section 4- 10 minutes par jour pour des résultats rapides

La pratique régulière est recommandée si vous souhaitez obtenir des résultats rapides avec le yoga sur chaise. Voici quelques conseils pour vous aider à progresser plus facilement :

1. Choisissez un moment de la journée où votre attention n'est pas partagée. Cela peut être au levier du soleil pour démarrer la journée de manière positive, pendant la pause déjeuner pour se calmer et se concentrer, ou au crépuscule pour se détendre avant de s'endormir.
2. Asseyez-vous de manière stable sur une chaise. Vos pieds doivent être à plat sur le sol et votre dos doit être droit. Vérifiez que votre chaise est solide. Assurez-vous qu'il y a suffisamment d'espace pour bouger.
3. Commencez par quelques exercices de contrôle de la respiration pour vous aider à vous concentrer avant l'exercice. Inspirez fortement par les narines, faites une courte pause, puis expirez progressivement par les lèvres.
4. Ensuite, essayez quelques poses de yoga sur chaise. Commencez par des poses faciles comme la torsion de la colonne vertébrale, l'étirement latéral ou le chat-vache. Ces poses permettent à vos muscles de se renforcer et de s'étirer. Elles améliorent votre posture et vous rendent plus souple. De plus, elles permettent de brûler des calories.
5. Terminez votre pratique par quelques minutes de calme et de tranquillité. Cela reviendra à connecter toutes les énergies positives que vous avez acquises, ce qui vous aidera à être plus équilibré et à vous sentir plus à l'aise.
6. N'oubliez jamais que la constance est importante ! Même si les résultats ne sont pas immédiats, persévérez. Vous remarquerez bientôt une meilleure force, une plus grande souplesse, une réduction du stress et peut-être même un changement de poids. Ne lâchez surtout pas !

Section 5- Préparer son esprit et son corps pour la pratique

Il est essentiel de se préparer, mentalement et physiquement, avant de commencer le yoga sur chaise pour perdre du poids. Cela implique d'être dans un état mental calme, idéal pour le yoga, de se concentrer sur le moment présent et de se préparer à s'étirer et à bouger.

Pour préparer votre esprit, vous pouvez utiliser des techniques telles que la respiration calme ou la méditation. Ces techniques permettent d'attirer l'attention sur le moment présent. Cela permet de réduire le stress et d'améliorer la compréhension de ses propres pensées et actions. Cela aide à gérer les excès alimentaires dus aux émotions et encourage de meilleures habitudes alimentaires.

L'échauffement du corps peut comprendre un démarrage facile pour préparer les muscles. De simples étirements ou des torsions peuvent améliorer la circulation sanguine et la flexibilité. Il est préférable de s'asseoir sur une chaise confortable et solide et de disposer de suffisamment d'espace pour bouger.

En préparant votre corps et votre esprit, vous pouvez augmenter les bénéfices de votre programme de yoga sur chaise et favoriser une perte de poids saine et régulière.

Voici un résumé des étapes à suivre avant de commencer chaque séance :

1. Commencez par quelques instants de méditation ou de respiration lente. Cela vous permet de vous réinitialiser, de nettoyer vos pensées et de vous concentrer sur votre exercice.
2. Essayez quelques étirements faciles pour préparer vos muscles. Faites des mouvements de rotation de la tête et des épaules, des flexions faciles vers l'avant et des torsions du corps.
3. N'oubliez pas de vous hydrater, car cela est très important. Vous éviterez ainsi les crampes.
4. Inspirez profondément à plusieurs reprises, fermez les yeux et rapportez votre attention sur votre corps avant de commencer les exercices de yoga sur chaise.

5. Pensez à prendre des respirations profondes de temps en temps. Fermez vos yeux afin de vous concentrer sur vos exercices de yoga sur chaise.

En suivant ces conseils, vous serez prêt pour pratiquer dans les meilleures conditions aussi bien mentales que physiques, et tirer tous les bienfaits du yoga sur chaise.

Chapitre 2 : Le programme de yoga sur chaise en 28 jours

Section 1- Introduction au programme de 28 jours

Cette partie du livre explique en détail votre routine de yoga sur chaise. Il s'agit d'un plan de 28 jours, étape par étape, conçu pour aider à perdre du poids et à réduire la graisse du ventre.

Chaque jour du programme est accompagné d'un guide étape par étape pour les postures de yoga et les exercices sur chaise. Chaque séance dure moins de 10 minutes et est accompagnée de diagrammes pour une meilleure compréhension.

Le défi et la multiplication augmentent lentement tout au long des 28 jours. Les premières séances sont conviviales pour les débutants, puis elles deviennent plus animées.

Voici quelques conseils pour adapter les positions à vos capacités. L'accent est mis sur le rôle du calme et sur le fait d'inspirer et d'expirer correctement.

Ce régime renforce le corps tout en le détendant. Il améliore la façon dont votre corps utilise les aliments, réduit le stress et vous aide à mieux manger. Si vous vous y tenez, vous pouvez perdre du poids et ne pas le reprendre.

Section 2- Explications sur la structure du programme

Le livre propose un programme de yoga sur chaise. Il fournit une séquence de poses et d'exercices pour chaque jour. Chaque séance ne dure que 10 minutes, ce qui permet de l'intégrer facilement dans une journée bien remplie.

Cette partie vous expliquera les postures, étape par étape : où placer les mains, les pieds, la tête, etc. Cette présentation simplifie la compréhension du fonctionnement de chaque pose avant de l'essayer. En fait, elle vous guidera dans l'exécution de chaque pose avant que vous ne l'essayiez.

Des conseils utiles vous seront donnés sur la façon de respirer, d'aligner son corps et de détendre ses muscles pour chaque pose. C'est important ! Ils renforcent les avantages de chaque pose et vous permettent d'éviter de vous bénir ou de vous stresser.

Le défi augmente régulièrement au cours des 28 jours. Les premières séances sont faciles pour les nouvelles venues, puis deviennent progressivement plus difficiles. Cela vous permet d'endurcir votre corps en douceur et de gagner en souplesse.

Ce programme présente le yoga sur chaise d'une manière simple et attrayante. Le cours de courte durée a démontré la régularité, essentielle pour progresser.

Section 3- Présentation détaillée de chaque journée du programme

Voici un programme de yoga sur chaise sur 28 jours, progressif, que vous pouvez suivre afin de perdre du poids tout en tonifiant votre corps :

Jour 1 :

Alternez torsion assise et flexion avant assise.

La torsion assise consiste à :

- Vous assoir au bord d'une chaise. Mettez vos pieds à plat sur le sol. Alignez vos genoux avec vos hanches ;
- Inspirez une fois et levez un bras vers le plafond ;
- Expirez tout en ramenant la main droite sur le côté gauche du dossier de votre chaise ;
- Tournez vous vers la gauche (votre bustier plus précisément). Servez-vous de votre main comme point d'ancrage ;
- Gardez cette position (torsion) en répétant la respiration 5 fois.
- Refaites l'exercice, mais cette fois-ci, en tournant de l'autre côté.

Remarque : La position de torsion assise, également appelée Ardha Matsyendrasana, est un mouvement de yoga. Ce mouvement consiste à tourner le haut du corps en position assise.

Cette position améliore les muscles du dos, des épaules et du ventre en les étirant et en les renforçant. Elle facilite également le mouvement de la colonne vertébrale.

Le fait de s'asseoir et de se tordre aide à la digestion, à la circulation sanguine et à la réduction du stress. Cela peut également modeler les muscles du ventre et améliorer la façon dont vous vous asseyez ou vous tenez debout.

En quoi consiste la flexion avant assise ?

La posture appelée flexion avant assise, également connue sous le nom de Paschimottanasana, est un mouvement de yoga. Dans cette posture, vous vous asseyez et vous penchez le haut du corps vers l'avant. Les jambes sont tendues vers l'avant.

Comment vous y prendre pour la réalisation de cette posture ?

- Commencez par vous assoir sur le sol. Tendez les jambes devant vous en vous assurant que votre dos soit bien droit ;
- Inspirez une fois et étirez votre colonne vertébrale vers le haut ;
- Expirez et pliez votre buste vers l'avant en gardant votre dos bien droit. Descendez ensuite vos mains le long de vos jambes en essayant d'aller le plus loin possible ;
- Respirez plusieurs fois en gardant cette position ;
- Remontez doucement tout en inspirant.

Remarque : Cette posture de yoga sollicite légèrement le dos et les muscles ischio-jambiers. Elle contribue à assouplir la colonne vertébrale et le bassin. Cette position assise et penchée vers l'avant est bénéfique pour la digestion. Elle diminue également le stress.

Jour 2 :

- *Torsion assise*
- *Flexion latérale assise*
- *Étirement du dos*

Comment réaliser une flexion latérale assise ?

- Commencez par vous assoir au bord d'une chaise. Puis, posez vos mains sur vos cuisses ;
- Inspirez et étirez votre buste vers le haut ;
- Expirez et penchez votre buste doucement vers la gauche avant de descendre votre main gauche le long de votre jambe ;
- Restez dans cette position en respirant plusieurs fois ;
- Retrouvez votre position initiale en inspirant doucement ;
- Répétez l'exercice, mais cette fois-ci avec l'autre côté.

L'étirement du dos consiste à assouplir les muscles de votre dos en les étirant. Il s'agit des rhomboïdes, des trapèzes et des muscles paravertébraux.

Essayez cette séance d'entraînement ! Il renforce les muscles latéraux et les muscles entre les côtes. Il vous aide à vous pencher plus facilement à la taille et calme vos nerfs. De plus, la flexion latérale en position assise est bénéfique pour la digestion et la circulation sanguine.

Jour 3 :

- *Torsion assise*
- *Flexion avant assise*
- *Étirement latéral debout*

L'étirement latéral debout consiste à vous tenir debout. Écartez ensuite vos pieds (à la largeur de vos hanches), puis pliez légèrement vos genoux.

Inspirez une fois et levez votre bras gauche au-dessus de votre tête. Penchez ensuite votre buste vers la droite.

Posez votre main droite sur votre genou ou cuisse droite. Vous sentirez l'étirement au niveau de votre flanc gauche.

Gardez cette posture en respirant plusieurs fois avant de remonter tout doucement en expirant.

Refaite la même chose pour l'autre côté.

Jour 4 :

- *Torsion assise*
- *Étirement du dos*
- *Flexion assise avant*
- *Étirement latéral debout*

Jour 5 :

Commencez toujours par une torsion assise

- *Flexion assise avant*
- *Étirement latéral debout*
- *Étirement du dos*

- *Extension des jambes*

L'extension des jambes est un exercice qui renforce principalement les quadriceps. Il s'agit des muscles situés à l'avant des cuisses.

Cette activité consiste à redresser les jambes contre une certaine force alors qu'elles sont en position fléchie. Vous pouvez faire cet exercice.

L'extension des jambes est un exercice qui se concentre principalement sur les quadriceps, les muscles situés à l'avant des cuisses. Cet exercice s'effectue à l'aide d'une machine spéciale appelée "extension des jambes".

Comment vous y prendre ?

- Vous devez vous assoir sur la machine en maintenant votre dos bien droit ;
- Placez vos pieds sous le coussin ;
- Vos genoux doivent être alignés avec l'axe de rotation de la machine ;
- Inspirez en étendant vos jambes (elles doivent être le plus droit possible) ;
- Verrouillez vos genoux ;
- Expirez et revenez doucement à votre position initiale.

Cet entraînement permet de renforcer les muscles des cuisses, mais n'oubliez pas qu'il peut être difficile pour les genoux. Attention ! Ne soulevez pas de poids trop lourds.

Il est idéal pour les débutants et toutes personnes craignant pour leur dos.

Jour 6 :

- *Flexion assise avant*
- *Étirement latéral debout*
- *Étirement du dos*
- *Extension des jambes*
- *Flexion arrière douce assise*

La flexion arrière douce assise consiste à étendre légèrement votre dos en restant assis.

- Vous devez vous assoir sur une chaise. Veillez à ce que votre dos reste bien droit ;
- Posez vos mains sur vos cuisses ;
- Inspirez profondément et gonflez votre poitrine. Puis cambrez doucement votre dos vers l'arrière (vos épaules doivent rester basses) ;
- Expirez lentement en revenant à votre première position.

Cet entraînement permet d'étendre en douceur les muscles du ventre et de la poitrine. Elle déploie le haut du corps, améliore la façon de se tenir debout et soulage les tensions dans la partie supérieure du dos.

Ne poussez pas le mouvement trop loin et soyez attentif à ce que votre corps le permet. Cet étirement vers l'arrière doit être doux pour éviter les tensions. Si vous avez des problèmes de colonne vertébrale, ce n'est peut-être pas une bonne idée.

Jour 7 :

- *Flexion assise avant*
- *Étirement latéral debout*
- *Étirement du dos*
- *Extension des jambes*
- *Flexion arrière douce assise*
- *Rotation des épaules assise*

Ce dernier exercice consiste à tourner vos épaules dans un mouvement de rotation en restant assis.

Le dos droit, installez-vous sur une chaise. Tenez une serviette (roulée) ou un bâton devant vous à la largeur de vos épaules ;

Inspirez et faites rouler vos épaules vers l'arrière. Écartez bien vos omoplates.

Expirez tout en ramenant vos épaules vers l'avant. Arrondissez-les.

Refaites l'exercice plusieurs fois.

Cet entraînement fait travailler les épaules et le haut du dos. Elle permet d'améliorer le mouvement des épaules et la posture générale. Tourner les épaules permet de réduire les tensions et de soulager les douleurs dans cette zone souvent sollicitée.

Jour 8 :

- *Flexion assise avant*
- *Étirement latéral debout*
- *Étirement du dos*
- *Extension des jambes*
- *Flexion arrière douce assise*
- *Rotation des épaules assise*
- *Élévation de jambe*

L'élévation de jambe est un entraînement qui permet de renforcer vos muscles en levant une jambe vers le haut en adoptant une posture allongée sur le côté ou sur le dos.

Commencez par vous allonger sur le dos ;

Levez votre jambe gauche vers le plafond, la jambe droite reste au sol ;

Maintenez cette contraction pendant quelques secondes ;

Redescendez lentement votre jambe, puis répétez l'exercice en utilisant cette fois-ci l'autre jambe.

Cette séance d'entraînement se concentre principalement sur les muscles du ventre, en particulier les muscles "six-pack". Il renforce cette zone et vous aide à vous tenir plus droit.

Jour 9 :

Les mêmes postures, mais en ajoutant la posture d'équilibre assis mains jointes.

Il s'agit d'un exercice consistant à trouver votre équilibre en adoptant une position assise et en joignant les mains.

Vous devez vous assoir sur le sol, croiser vos jambes et garder votre dos bien droit ;

Joignez ensuite vos mains devant votre poitrine. Joignez également vos paumes ;

Gardez toujours votre dos bien droit et soulevez vos pieds. Le défi sera de parvenir à trouver l'équilibre sur vos ischions.

Respirez profondément en conservant cette posture pendant quelques secondes.

Cet exercice renforce l'équilibre et aide à se concentrer, tout en renforçant les abdominaux. Elle vous montre comment sécuriser vos hanches et gérer votre position assise.

Rendez l'exercice plus difficile en fermant les yeux, en levant les bras ou en gardant la pose plus longtemps. Évitez de tomber en ne vous surpassant pas. Restez dans les limites de vos capacités.

Jour 10 :

Toujours les mêmes positions + la *posture d'équilibre pied en l'air*.

En quoi cela consiste-t-il ?

Cet exercice vise toujours à travailler votre équilibre. Il consiste à soulever la jambe vers le haut.

Vous devez vous tenir debout, et joindre vos pieds, les bras tout le long de votre corps ;

Levez ensuite lentement votre jambe gauche devant vous (les genoux ne doivent pas être pliés). Vos cuisses doit être parallèle au sol ;

Vous devez trouver l'équilibre sur votre jambe droite en veillant à ce que votre posture soit bien alignée ;

Gardez cette position pendant quelques secondes tout en respirant doucement ;

Redescendez lentement votre jambe, puis changez de côté.

Pour augmenter la difficulté, vous pouvez fermer les yeux, lever les bras ou continuer la position plus longtemps.

Jour 11 à Jour 15 :

Adoptez les postures habituelles, mais ajoutez cette-fois la *posture des guerriers*, ainsi que l'*élévation de jambe avec flexion*.

La posture des guerriers (Virabhadrasana) est une position de yoga dans laquelle vous devez vous tenir debout. Elle favorise l'équilibre et la force. Elle ouvre également les hanches.

Commencez par écarter vos pieds (la largeur doit être confortable). Tournez ensuite votre pied gauche vers l'extérieur (90°), et pointez votre pied droit vers l'avant ;

Inspirez une fois tout en levant vos bras vers le ciel, les paumes de vos mains l'une vers l'autre ;

Expirez et pliez votre jambe gauche. Abaissez légèrement votre bassin en veillant à ce que votre cuisse droite soit parallèle au sol ;

Respirez plusieurs fois en maintenant cette posture, puis revenez à votre première position.

Refaites le même exercice de l'autre côté.

Vous pouvez également ajouter l'élévation de jambe avec flexion.

Vous devez vous allonger sur le dos et tendre vos jambes au sol ;

Pliez ensuite votre genou gauche. Attrapez votre cuisse avec les 2 mains ;

Inspirez, et décollez doucement votre cuisse du sol pour la rapprocher de la poitrine ;

Gardez votre jambe plié ;

Gardez cette position pendant quelques secondes ;

Redescendez lentement votre jambe tout en expirant ;

Répétez l'exercice avec l'autre côté.

Cette séance d'entraînement se concentre principalement sur les muscles du ventre, en particulier le grand droit de l'abdomen. Le fait que votre genou soit serré augmente le défi, plus élevé qu'un levier de jambe normal. Cela contribue à renforcer puissamment les muscles de votre ventre.

Vous pouvez effectuer l'élévation des jambes avec une flexion à différents niveaux en fonction de vos compétences. L'ajout d'une torsion du haut du corps peut rendre l'exercice plus difficile.

Jour 16 à Jour 20 :

Vous avez d'innombrables choix d'exercices parmi les postures habituelles :

- *Flexion assise avant*
- *Étirement latéral debout*
- *Étirement du dos*
- *Extension des jambes*
- *Flexion arrière douce assise*
- *Rotation des épaules assise*
- *Élévation de jambe*
- *Posture d'équilibre pied en l'air*
- *Posture du guerrier*
- *Élévation de jambe avec flexion*

Auxquels, vous pouvez ajouter :

- *La posture de la chaise*

La "pose de la chaise", également connue sous le nom de "utkatasana" en sanskrit, donne l'impression d'être assis sur une chaise invisible. Il s'agit d'une posture de yoga en position debout, d'où son nom.

Pour sa réalisation, vous devez :

- Vous mettre en position debout, écarter vos pieds environ à la largeur de vos hanches ;
- Inspirez et levez vos bras au plafond ;

- Expirez tout en pliant vos genoux (imaginez que vous vous asseyez sur une chaise) ;
- Penchez votre buste en avant. Maintenez votre dos bien droit. Ouvrez votre poitrine ;
- Veillez à ce que vos cuisses soient bien parallèles au sol, et vos genoux, au-dessus des chevilles ;
- Gardez cette position pendant quelques instants.

La posture de la chaise vous aidera à renforcer vos cuisses, vos mollets et vos chevilles, tout en améliorant votre concentration et votre équilibre.

Toutefois, il s'agit d'une posture complexe qui doit être réalisée progressivement, en respectant vos limites.

- *L'élévation de jambe avec cercle de cheville*

Comment réaliser cette posture ?

- En commençant par vous allonger sur le dos. Pliez ensuite une jambe et tendez l'autre jambe vers le ciel ;
- Avec votre cheville, faites des cercles, dans le sens des aiguilles d'une montre. Répétez l'exercice dans l'autre sens ;
- Pour chaque sens, réalisez cinq à dix rotations ;
- Inversez ensuite la position de vos jambes et refaite la même exercice avec votre autre cheville.

Cette séance d'entraînement fait appel aux muscles du ventre pour maintenir la jambe en l'air. Il sollicite également les muscles du mollet et de la cheville. En faisant tourner votre cheville, vous l'aiderez à mieux bouger et à mieux la contrôler. De plus, cela peut renforcer vos ligaments.

Le levier de jambe avec le cerceau de cheville est un excellent exercice pour développer la force du ventre tout en étirant doucement la cheville. Vous pouvez modifier la difficulté en ajustant la hauteur à laquelle vous soulevez votre jambe et le diamètre des cercles.

Jour 21 à Jour 25 :

Alternez les positions habituelles :

- *Flexion assise avant*
- *Étirement latéral debout*
- *Étirement du dos*
- *Extension des jambes*
- *Flexion arrière douce assise*
- *Rotation des épaules assise*
- *Élévation de jambe*
- *Posture d'équilibre pied en l'air*
- *Posture du guerrier*
- *Élévation de jambe avec flexion*

Vous pouvez désormais ajouter les nouvelles postures découvertes durant les jours 16 à 20 :

- *La posture de la chaise*
- *L'élévation de jambe avec cercle de cheville*

Vous pouvez ensuite essayez d'autres postures dont certaines sont un peu plus complexes telles que :

- *L'équilibre sur une jambe*
- *Les rotations de poignets assis*

Faire un exercice d'*équilibre sur une jambe* signifie que vous vous tenez debout et en équilibre sur une seule jambe. Cet exercice fait appel aux muscles profonds pour l'équilibre. Ceux-ci se situent principalement dans la cheville et le pied. Votre estomac et les autres muscles qui vous maintiennent en position verticale et contribuent également. Faites-le correctement en suivant les étapes suivantes :

- Commencez par lever votre jambe, puis, pliez légèrement votre genou au sol ;
- Votre dos doit rester bien droit ; Regardez devant vous ;
- Contractez vos fessiers et vos abdominaux ;
- Trouvez votre équilibre et tenez la position le plus longtemps possible (dans l'idéal, pendant au moins 10 secondes)

Cette activité amusante renforce l'équilibre, la coordination et la maîtrise du corps. Elle est considérée comme un signe de santé et de longévité chez les personnes âgées1. C'est pourquoi les exercices d'équilibre sur une jambe sont recommandés pour l'entraînement sportif et la condition physique générale.

Les rotations de poignets assis, qu'est-ce que c'est ?

Pour cet exercice, vous devez tourner vos poignets et avant-bras dans un mouvement de rotation. Tout cela, en restant assis. Pour sa réalisation, il faut :

- S'assoir bien droit sur une chaise
- Tendez vos bras devant vous ;
- Faites des rotations avec vos poignets dans un sens, ensuite dans l'autre (un peu comme pour tourner une poignée de porte) ;
- Pour cet exercice, vous devez réaliser dans chaque sens, environ 10 à 15 rotations.

Faire tourner les poignets permet d'améliorer la souplesse et les mouvements et d'éviter les tensions et les blessures au niveau du poignet, comme le syndrome du canal carpien. Vous pouvez faire des rotations des poignets assis avec les paumes vers le haut, vers le bas ou en alternance les deux. Une légère poussée de l'autre main peut renforcer l'étirement. Il s'agit d'un exercice facile qui permet d'assouplir les poignets et de réduire l'inconfort, en particulier pour les personnes qui travaillent régulièrement à l'ordinateur.

Jour 26 à Jour 28 :

Ces deux derniers jours seront l'occasion de réviser toutes les postures que vous aviez apprises dernièrement.

- *Flexion assise avant*
- *Étirement latéral debout*
- *Étirement du dos*
- *Extension des jambes*
- *Flexion arrière douce assise*
- *Rotation des épaules assise*
- *Élévation de jambe*
- *Posture d'équilibre pied en l'air*
- *Posture du guerrier*
- *Élévation de jambe avec flexion*
- *La posture de la chaise*

- *L'élévation de jambe avec cercle de cheville*
- *L'équilibre sur une jambe*
- *Les rotations de poignets assis*

L'objectif est de continuer à fortifier les jambes et d'améliorer l'équilibre de manière plus proactive qu'en position assise. La chaise permet d'assurer la stabilité nécessaire pour les poses debout. Ces séries permettent de mélanger les habitudes et d'augmenter la vigueur au fur et à mesure de l'avancement du programme de 28 jours.

C'est également le moment d'augmenter progressivement les temps de maintien.

Dans le yoga sur chaise, « plus de temps de maintien » signifie que vous restez plus longtemps dans une pose. Étape par étape, vous tenez la pose plus longtemps. Cela permet de renforcer la force musculaire, d'améliorer la souplesse et d'affiner la concentration.

Pour allonger la durée de la pose, allez-y doucement. Disons que vous tenez une pose pendant 10 secondes. Essayez de passer 15 secondes. Puis, au fil des séances ou des semaines, essayez de tenir 20 secondes. Augmentez toujours la durée petit à petit.

N'oubliez jamais de respecter vos limites et de ne pas aller au-delà de votre confort. Relâchez et étendez-vous si une position devient inconfortable ou douloureuse. L'objectif n'est pas de maintenir une posture le plus longtemps possible, mais de trouver un équilibre. Cet équilibre entre la tension et la facilité vous permet d'exploiter les bienfaits de la posture sans risquer de l'endommager.

Nous vous conseillons de vous entraîner souvent, peut-être tous les jours ou plusieurs fois par semaine, afin de continuer à progresser et d'augmenter le nombre d'heures d'entretien. La régularité est plus importante que la durée d'une seule séance d'entraînement.

Rappelez-vous ! L'augmentation des temps de maintien peut affecter votre santé de manière positive.

1. Entraînement musculaire : Tenir une pose pendant une période prolongée fait vraiment travailler vos muscles. Cela peut améliorer votre puissance musculaire, votre stabilité et votre équilibre5.

2. Meilleure flexion : Les mouvements de yoga étirent différents muscles. En s'étirant plus longtemps, l'étirement devient plus fort. Cela peut vous permettre de vous pencher et de bouger plus facilement5.
3. Une meilleure concentration et un plus grand calme : Le maintien d'une posture exige de la concentration et une bonne gestion de la respiration. Cela peut contribuer à améliorer la concentration et à réduire le stress5.
4. Une meilleure santé cardiaque : Certaines postures de yoga, en particulier celles qui font appel à de gros muscles ou qui sont pratiquées pendant un certain temps, peuvent stimuler le rythme cardiaque et améliorer la santé du cœur.
5. Éloigner les maladies de longue durée : Faire du yoga souvent, comme tenir les poses plus longtemps, peut aider à arrêter ou à traiter des maladies permanentes. Par exemple, l'hypertension artérielle, le diabète, l'arthrite, etc.

Attention ! L'augmentation du temps de maintien doit être lente et régulière afin d'éviter tout dommage. Il est préférable de demander à un spécialiste de la santé ou à un guide de yoga qualifié de vous donner des conseils adaptés à vos besoins.

Enfin, ajoutez des séquences plus dynamiques debout avec appui sur votre chaise. En quoi cet exercice consiste-t-il ?

Introduire des séquences debout plus dynamiques en utilisant une chaise signifie incorporer des poses debout en utilisant la chaise comme support d'équilibre.

Ces étapes vous permettent de faire travailler plus de muscles, d'améliorer votre équilibre et d'augmenter l'intensité de votre entraînement. Voici quelques exemples d'exercices en position debout avec l'aide d'une chaise :

1. Guerrier 3 modifié : Placez-vous derrière la chaise. Posez vos mains sur le plateau. Penchez-vous vers l'avant et levez une jambe derrière vous. Gardez le dos et la jambe levée en ligne droite. Restez figé dans cette posture et prenez quelques respirations. Faites de même avec l'autre jambe.
2. Étirement des mollets : Posez vos mains sur le dossier de la chaise. Faites un pas en arrière et penchez-vous en avant, en veillant à ce que vos jambes restent droites et que vos talons ne touchent pas le sol. L'étirement doit être ressenti dans les mollets.
3. Guide d'étirement des hanches : Placez-vous à côté d'une chaise et saisissez-en le plateau. Levez l'autre jambe, en posant la cheville sur le genou de la jambe debout. Penchez-vous légèrement en arrière pour étirer la région des hanches.

4. Posture de l'arbre, révisée : Tenez-vous près d'une chaise, votre main reposant sur le dossier. Posez le pied de votre autre jambe sur la cheville, le mollet ou le long de la jambe d'appui. Restez dans cette position pendant un moment, en respirant. Ensuite, alternez les côtés.

Incorporez lentement ces mouvements à votre routine de yoga sur chaise. Cela augmentera la difficulté et ajoutera du piment à votre pratique quotidienne. N'oubliez pas de toujours rester dans votre zone de confort et de modifier les poses en fonction de votre force personnelle.

Chapitre 3 : Exercices et postures clés de yoga sur chaise

Section 1- Les postures debout près de la chaise

Les postures debout près de la chaise désignent des exercices de yoga réalisés debout tout en utilisant une chaise comme support pour l'équilibre et la stabilité.

On peut définir les postures debout près de la chaise comme des mouvements de yoga en position debout. Ils utilisent une chaise pour maintenir l'équilibre. Si vous commencez à vaciller, la chaise est là pour vous aider. C'est différent du yoga assis. Dans ce dernier, on est toujours assis. Ici, on se tient debout. La chaise est là pour vous aider légèrement lorsque vous en avez besoin.

Ces poses sollicitent davantage les muscles des jambes, des fesses, des bras et du dos, car elles sont exécutées debout. Elles vous permettent de renforcer, d'assouplir et d'apaiser votre corps plus intensément. Si nécessaire, vous pouvez vous tenir à la chaise pour plus de stabilité.

Le maintien d'une position à côté de la chaise renforce l'équilibre, la forme, la coordination et l'assurance au fur et à mesure que l'on gagne en stabilité. Ces pratiques sont vivantes et convaincantes, ouvertes à tous.

Découvrez les différents types de postures debout près de la chaise (les principaux)

1- **La posture du guerrier 1 ou Virabhadrasana 1 :** Prenez appui sur un pied au sol, posez une main sur le dossier de la chaise, tendez votre jambe derrière vous ou pliez le genou en fonction des variantes.

La posture du guerrier 1, ou Virabhadrasana 1, est une position de yoga verticale. Elle renforce les jambes, les cuisses et le dos. Elle renforce également l'équilibre et la concentration. Voyons comment réaliser cette posture étape par étape :

1. Tenez-vous debout (Tadasana) et écartez vos pieds en veillant à ce qu'ils soient parallèles à votre bassin ;
2. Faites un grand pas en arrière avec votre pied droit, mais laissez votre pied gauche devant. Pointez votre pied droit un peu vers l'extérieur, à environ 45 ° ;

3. Pliez votre genou gauche en l'alignant avec votre cheville gauche. Il doit former un angle de 90 °. Votre jambe droite doit rester tendu ;
4. Inspirez une fois et levez votre bras vers le plafond, mettez vos paumes face à face ;
5. Tournez doucement votre buste vers la gauche. Vos hanches doivent être tournées vers l'avant ; Gardez cette position en respirant plusieurs fois. Votre regard doit rester fixé devant vous. Concentrez-vous sur un point afin de rester bien en équilibre ;
6. Pour quitter la position, tendez le genou gauche et revenez à la position debout (Tadasana). Faites de même de l'autre côté.

Rappelez-vous que votre genou plié doit être aligné avec votre cheville et que votre dos doit rester droit dans la pose. Ajustez la pose en fonction de ce que vous pouvez faire, en vous sentant à l'aise tout au long de la séance.

La posture du guerrier (Virabhadrasana) est un mouvement de yoga qui fait travailler de nombreux muscles du corps. Voici les principaux muscles que cette posture permet de faire travailler :

- Muscles des jambes : les quadriceps, les mollets et les chevilles sont tirés et renforcés1.
- Muscles du dos : cette posture renforce les muscles du dos, notamment les muscles profonds et les muscles érecteurs de la colonne1.
- Muscles abdominaux : pour maintenir l'équilibre et éviter que le torse ne s'affaisse, les muscles abdominaux sont sollicités2.
- La pose du guerrier permet d'étirer les muscles de la poitrine, des épaules et du dos. Cela vous aide à devenir plus souple et plus flexible.
- Muscles des vertèbres, des hanches, des poignets et des chevilles: cette posture aide à assouplir les articulations.

En résumé, la posture du guerrier fait travailler et solliciter différents muscles de votre corps. Il s'agit des jambes, du dos, du ventre, de la poitrine, des épaules, des hanches, de la colonne vertébrale, des chevilles et des poignets.

2- La posture de la chaise (utkatasana)

Imaginez que vous faites du yoga en faisant semblant de vous asseoir sur une chaise invisible. Vos genoux se plient, vos hanches s'abaissent. Vos cuisses sont alignées avec le sol. Votre dos est raide, votre poitrine large. En levant les bras, les mains sont croustillantes.

Cette posture permet de renforcer vos cuisses, vos jambes, votre dos et vos mollets tout en améliorant votre concentration et votre équilibre.

Le terme sanskrit « utkatasana » est traduit par « pose forte » ou « pose difficile ». Il faut de la force dans les jambes et de la stabilité pour tenir cette posture pendant plusieurs respirations sans trembler.

La posture de la chaise joue un rôle clé dans les salutations au soleil et les routines de yoga énergiques, réchauffant profondément le corps. Elle peut être adaptée au niveau de compétence de chacun.

La position de la chaise (Utkatasana) est un mouvement de yoga qui permet de se tenir debout. Elle renforce les jambes et le dos. Elle vous aide également à mieux vous équilibrer et à penser plus clairement. Voici les étapes à suivre pour la réaliser :

1. Tenez-vous debout (Tadasana), et écartez vos pieds à la largeur de votre bassin ;
2. Vos genoux doivent se fléchir, et vos cuisses, parallèles au sol. (Activation des adducteurs) ;
3. Levez les bras vers le haut, près des oreilles, en serrant les poings.
4. Les coudes doivent être tendus, les muscles des bras doivent être contractés et les bras doivent être tournés vers le bas.
5. Regardez vers l'avant et relâchez la nue.

Sachez que vous pouvez réaliser cette posture de manière plus facile en essayant quelques adaptations :

- Écartez vos pieds et vos genoux à la largeur de votre bassin ;
- Vos cuisses ne doivent pas descendre jusqu'à la ligne horizontale ;
- Vos bras doivent rester parallèles, et vos mains distantes de la largeur de vos épaules ;
- Ne tendez pas complètement vos coudes.

Assurez-vous que votre genou plié soit aligné avec votre cheville. Gardez également le dos droit pendant la pose. Ajustez la pose en fonction de vos compétences et de votre confort.

La posture de la chaise (Utkatasana) présente de nombreux avantages. Elle permet de renforcer les muscles des jambes (quadriceps, fessiers, mollets), les muscles du dos et les abdominaux, ainsi que les épaules, affirment les experts.

C'est une posture destinée à la stimulation du sens de l'équilibre. Elle fait travailler vos pieds, vos chevilles et vos jambes.

Elle permet d'étirer vos épaules, et votre colonne vertébrale, et ouvre votre poitrine.

Vos organes digestifs et votre cœur sont tonifiés grâce à cette posture, vous aider ainsi à mieux digérer.

Maintenez cette position pendant quelques respirations. C'est bon pour le rythme cardiaque. Elle aide les systèmes circulatoires et métaboliques à mieux fonctionner.

C'est une posture qui vous aide à respirer mieux en ouvrant votre cage thoracique et vos épaules.

Il est important de pratiquer l'Utkatasana de la bonne manière. Cela permet d'en tirer tous les bénéfices et de rester en sécurité.

3- La posture en 4 ou figure 4

La position du "4" connue sous le nom de « eka pada rajakapotasana », est une position de yoga qui consiste à mettre un pied sur l'autre jambe, formant ainsi un "4" avec les jambes. Vous commencez debout, les pieds écartés de la largeur des hanches. Ensuite, vous transférez votre poids sur une jambe, disons la gauche, et vous pliez légèrement le genou droit. Posez la cheville droite sur le genou gauche, de sorte que la jambe droite forme un angle de 90 degrés, ce qui donne la forme d'un "4". Faites une pause, puis changez de côté. Cet exercice améliore l'équilibre et étire les hanches, ainsi que l'arrière des cuisses. Si nécessaire, appuyez-vous sur un mur ou une chaise. Tout dépend de votre niveau de confort.

Découvrez t les différentes étapes pour la réalisation de la figure 4 ou posture en 4 (Eka Pada Rajakapotasana) :

Pour faire la pose de yoga 4, également connue sous le nom de figure 4, commencez par vous tenir droit. Vos pieds doivent être alignés avec vos hanches. Transférez ensuite votre poids sur votre pied gauche. Pliez légèrement le genou droit. Posez ensuite votre cheville droite sur votre genou gauche. Cela crée un angle de 90 degrés avec votre jambe droite. Votre jambe droite ressemblera alors à un "4".

Prenez appui sur votre pied gauche. Pour ce faire, abaissez doucement vos hanches vers l'arrière et vers le bas. Imaginez qu'il y a une chaise invisible sous vous. Vos bras peuvent s'étendre devant vous pour vous aider à garder l'équilibre. Vous pouvez également serrer vos mains l'une contre l'autre dans une position de prière au niveau de la poitrine.

Lorsque vous êtes stable dans cette position de yoga, restez dans la figure 4 pendant quelques respirations profondes. Pour abandonner la position, commencez par poser à nouveau votre pied droit sur le sol, puis déplacez votre poids vers le côté droit. Refaites ensuite la position du côté opposé.

Cette position est idéale pour assouplir les hanches, étirer l'aine et même améliorer l'équilibre. Vous pouvez le faire debout et même utiliser un mur ou une chaise pour vous soutenir si nécessaire. N'oubliez pas qu'il est essentiel de respecter les limites de votre corps et d'éviter de vous étirer au-delà du confort. Des guides détaillés sur la manière de réaliser cette posture sont disponibles dans nos sources.

Les avantages de cette posture sont nombreux.

La position 4, également appelée demi-assise ou Ardha Utkatasana, renforce la stabilité et l'agilité en yoga. Elle renforce les muscles du bas du corps, comme les jambes, les cuisses, les mollets et les chevilles. Cette posture permet d'assouplir les hanches et d'étendre les muscles ischio-jambiers. Passer plus de temps dans cette posture augmente la flexibilité et la souplesse des muscles et des articulations, comme les hanches, les genoux et les chevilles.

Cette position permet d'améliorer la concentration et le travail d'équipe. Pour garder cette position, vous devez déplacer votre attention du bavardage mental à l'engagement de différents muscles, et coordonner votre respiration pour l'équilibre. Cette position peut vous aider à désencombrer votre processus de pensée et à améliorer votre capacité d'attention.

La pratique régulière de la position debout (figure 4), en prolongeant petit à petit la durée pendant laquelle vous pouvez la tenir, aide les élèves. C'est particulièrement utile pour les niveaux intermédiaires et avancés. Cela vous prépare à essayer des poses plus difficiles. Comme la torsion de la demi-chaise, la chaise pivotante sur une jambe et la variante du compas de la chaise pivotante sur une jambe.

4- La flexion latérale debout

La flexion latérale debout, ou Parivrtta Utkatasana, est un type de posture de yoga. Elle se pratique debout. Son objectif principal ? Étirer les côtés de votre corps.

Commencez par vous tenir droit, les pieds écartés à la largeur des hanches. Prenez appui avec une main sur le dossier d'une chaise, puis inclinez votre torse d'un côté. Gardez vos hanches en équilibre entre vos jambes. Cette position permet aux muscles latéraux de votre corps de bien s'étirer, en particulier les obliques et les intercostaux. Ces muscles ne sont généralement pas très sollicités dans le cadre d'autres exercices.

La flexion latérale en position debout permet non seulement d'étirer les muscles latéraux, mais aussi d'améliorer l'équilibre et la stabilité. En effet, cet exercice exige une concentration et un contrôle de votre corps. De plus, cette position est excellente pour la respiration. Elle ouvre la cage thoracique, ce qui permet à vos poumons de mieux se déployer.

La posture appelée Parivrtta Utkatasana ou flexion latérale debout se déroule en différentes étapes:

Tout d'abord, préparez-vous, les pieds bien droits et écartés à la largeur des hanches. Inspirez et levez les bras vers le haut.

Ensuite, tout en expirant, pliez les genoux pour aligner vos cuisses avec le sol, comme dans Utkatasana.

Une fois au sol, posez votre main gauche sur le dossier d'une chaise à portée de main pour vous soutenir.

Inclinez-vous vers le bas, vers la droite, tout en gardant les hanches dirigées vers l'avant. Cette torsion permet d'étirer les muscles obliques et intercostaux du côté droit.

Respirez pendant quelques secondes en maintenant cette posture latérale de torsion. Remontez ensuite doucement en inspirant une fois.

Répétez l'exercice de l'autre côté.

Concentrez-vous sur le fait de garder la partie centrale droite et pointée vers l'avant lorsque vous vous penchez. Vos mains ne sont là que pour vous aider. Les muscles du ventre et du bas du dos sont les principaux éléments à travailler dans cette torsion debout.

Cet entraînement permet d'étirer vos flancs bien en profondeur tout en améliorant votre équilibre. Pensez à le réaliser en douceur. Ne forcez pas vos mouvements surtout !

Comment vous préparer avant de réaliser une flexion latérale debout ?

Se préparer à la flexion latérale debout, ou Parivrtta Utkatasana, nécessite un bon échauffement. Commencez par rouler vos épaules. Cela permet de préparer les articulations des épaules. Levez-vous, pliez votre torse d'un côté à l'autre et faites des torsions. Cela aide votre corps à se préparer aux torsions et aux étirements à venir.

Ensuite, pensez à essayer quelques salutations au soleil ou des poses comme la chaise (Utkatasana). Ces mouvements réveillent vos jambes et rendent vos hanches plus souples. Ils sont bénéfiques pour les muscles des jambes et facilitent les flexions latérales debout.

Pour améliorer votre équilibre, essayez les positions à une jambe comme l'arbre (Vrksasana) ou la grue (Bakasana). Ces positions sont pratiques pour améliorer l'équilibre et la stabilité, ce qui est essentiel pour rester droit lors de l'étirement latéral.

Avant de commencer la torsion, il est bénéfique d'étirer les côtés et les obliques en position debout. Cela prépare les muscles à l'étirement latéral puissant qui accompagne les flexions latérales en position debout.

Enfin, assurez-vous d'avoir un support solide, comme un mur, une chaise ou un bloc, à portée de main si vous perdez l'équilibre. Entrez dans la posture lentement, avec précaution, en vous efforçant de garder vos hanches égales entre vos jambes. Respirez pleinement et calmement. Restez dans la posture pendant une poignée de ces respirations avant d'en sortir doucement.

5- L'étirement du mollet

L'étirement des mollets, également appelé Prasarita Padottanasana, est une posture de yoga. Elle se pratique debout. Elle permet d'étirer les muscles du mollet et l'avant des cuisses.

Pour réaliser cette posture, commencez par vous mettre en position debout, bien évidemment. Prêt à étirer vos mollets ? Commencez par vous tenir droit, les pieds écartés de la largeur des hanches et les orteils pointant légèrement vers l'extérieur.

Inspirez en levant les bras vers le ciel.

Placez vos paumes l'une face à l'autre pour ouvrir votre poitrine. Expirez ensuite en pliant légèrement les genoux et en penchant le corps vers l'avant.

Prenez appui sur une chaise placée devant vous et posez vos mains sur son dossier. Veillez à ce que vos pieds reposent fermement sur le sol ; gardez vos jambes actives, mais ne verrouillez pas vos genoux.

Restez dans cette position d'étirement pendant quelques respirations. Vous ciblez ici vos mollets et vos quadriceps. Lorsque vous êtes prêt, inspirez à nouveau et remontez lentement votre corps jusqu'à la position initiale, les bras tendus vers le ciel.

Pourquoi étirer vos mollets ?

Les étirements des mollets sont bénéfiques à bien des égards ! Cela permet de refroidir les muscles, d'éviter les courbatures et de réduire les risques de blessures au mollet ou au tendon d'Achille. De plus, lorsque vous vous étirez, la partie inférieure de votre jambe peut mieux bouger et se plier davantage.

C'est une bonne chose si vous pratiquez des sports comme le sprint ou le saut, où vous avez besoin d'un soutien fort et rapide.

C'est aussi un moyen d'assouplir le fascia, ce qui peut aider à lutter contre la fasciite plantaire.

Et devinez quoi ? Les étirements des mollets vous permettent de mieux gérer les séances difficiles qui sollicitent vos mollets.

En résumé, la pratique régulière de ces étirements offre de nombreux avantages sur le plan corporel et peut vous aider à éviter les blessures. C'est pourquoi ils sont indispensables à tout programme d'entraînement ou de musculation.

Ces positions stimulantes utilisent la chaise comme support. Cela permet de développer la stabilité, l'équilibre, la coordination et la souplesse, tout en restant en sécurité.

Section 2- Les flexions avant sur la chaise

Les flexions avant sur chaise sont un type de postures de yoga consistant à réaliser une flexion du buste vers l'avant en restant assis sur une chaise.

Pour être plus clair, il s'agit de s'asseoir confortablement au bord d'un siège, les pieds touchant le sol, et non de flotter. La posture est essentielle, donc le dos doit être droit ! Tendez les bras vers le ciel. Ensuite, penchez votre corps vers l'avant à partir de la zone des hanches, sans vous voûter. Le dos reste droit. Vos mains trouvent ensuite vos chevilles ou vos mollets. Si cela vous semble difficile, laissez-les reposer calmement sur le sol.

Cette posture permet d'allonger le dos en douceur, d'assouplir les épaules et d'assouplir la colonne vertébrale. Tout le monde peut l'essayer car la position assise facilite la flexion.

Vous pouvez opter pour d'autres variantes, par exemple, la flexion avant avec torsion du buste, une jambe levée ou en tendant vos bras vers le plafond.

Les différents types de flexions avant sur chaise

Il existe de nombreux types de flexions avant sur chaise. Elles peuvent varier en fonction de la raison pour laquelle vous faites de l'exercice, de votre souplesse et de vos problèmes de santé. Voici quelques exemples :

- **La flexion avant simple**

La flexion avant simple sur chaise est une posture de yoga assise qui vise à étirer les muscles du dos et des jambes. Voici comment procéder : asseyez-vous sur le bord d'une chaise. Vos pieds doivent être à plat sur le sol, vos mains reposant sur vos genoux. Tendez les bras au-dessus de votre tête. Ensuite, expirez et penchez le haut de votre corps vers l'avant. Votre poitrine doit être rapprochée de vos jambes. N'oubliez pas de garder le dos droit du mieux que vous pouvez. Ensuite, tendez les mains vers le bas. Restez ainsi pendant une demi-minute à une minute entière. Les avantages ? Cette posture permet d'étirer la colonne vertébrale, d'améliorer la souplesse et de relâcher les tensions au niveau du dos et des épaules.

- **La flexion avant avec torsion**

Le mouvement de torsion et de flexion vers l'avant est une version plus intense de la flexion de la chaise. Il fait vraiment travailler le dos et les épaules. Voici comment procéder. Tout d'abord, asseyez-vous sur une chaise. Penchez le haut de votre corps vers l'avant tout en gardant le dos droit. Ensuite, le corps toujours penché vers l'avant, tournez votre poitrine vers la gauche ou la droite. Posez la main qui se trouve du même côté que la torsion sur le sol, à côté de la chaise. Cela vous aide à vous tordre davantage. L'autre bras peut être tendu vers le haut, ou l'autre main peut tenir votre genou ou votre cheville pour l'étirer encore plus. Ces mouvements, ainsi que le fait de se pencher vers l'avant, permettent de bouger le bas et le haut de la colonne vertébrale. Cela détend les muscles de l'estomac et autour des côtes. Elle soulage également les tensions dans le haut du dos. Installez-vous un peu dans cette posture avant de vous redresser et de changer de côté.

- **La flexion avant avec les bras levés**

La flexion avant avec les bras levés s'ajoute à la flexion avant avec la chaise. Elle étire davantage le dos, la colonne vertébrale et les épaules. Voici comment procéder. Asseyez-vous sur une chaise. Gardez le dos droit et les pieds à plat. Inspirez et levez les bras vers le haut, paumes tournées vers l'avant. Expirez. Penchez-vous vers l'avant. Gardez les bras en l'air. Déplacez votre poitrine vers vos cuisses. Descendez les mains dans le dos. Atteignez vos chevilles si vous le pouvez. Cette posture permet d'étirer davantage le dos et les épaules et d'ouvrir la cage thoracique. Maintenez cette position pendant quelques respirations. Inspirez et soulevez doucement votre torse, les bras en l'air.

- **La flexion avant avec une jambe levée**

Cette version de la flexion de la chaise permet d'étirer intensément les ischio-jambiers, les muscles situés derrière les cuisses. Soulevez une jambe et posez-la sur la chaise tout en vous penchant. Cela permet d'étirer fortement la cuisse soulevée.

Commencez par vous asseoir sur le bord de votre chaise, en veillant à ce que votre dos soit bien droit. Soulevez votre jambe droite, en plaçant le mollet ou la cheville sur l'assise de la chaise. Le genou doit être plié, de façon à aligner la cuisse avec le sol. En expirant, penchez votre torse vers l'avant, en maintenant la jambe levée. Votre torse se dirige vers la cuisse gauche, qui reste plantée. Vous ressentirez probablement un étirement intense à l'arrière de la cuisse droite.

Lorsque vous vous penchez davantage vers l'avant, vous ressentez un étirement plus fort dans le muscle ischio-jambier de la jambe levée. Cette position permet véritablement de détendre et d'assouplir l'arrière de la cuisse. Gardez cette position pendant cinq à huit respirations.

- **La flexion avant avec appui sur une chaise**

La flexion avant en équilibre sur les mains est comme une flexion avant normale, sauf que vous utilisez le dossier d'une chaise comme support. Cela permet d'étirer le dos et les jambes encore plus profondément !

Mettez-vous en position en vous plaçant derrière une chaise fiable. Gardez vos pieds à peu près à la largeur des hanches. Ensuite, inspirez et tendez les bras vers le haut. Cela permet à votre colonne vertébrale de s'étirer. Ensuite, expirez et penchez votre corps vers l'avant. N'oubliez pas de garder les jambes droites. Enfin, posez vos mains à plat sur le dossier de la chaise et poussez vos hanches vers l'arrière. Cette étape met vraiment l'accent sur l'étirement.

Vos mains vous aident, et le poids de votre corps et la gravité étirent votre dos, de la nuque jusqu'au bas de la colonne vertébrale. Vous étirez également vos ischio-jambiers et l'arrière de vos cuisses lorsque vos jambes sont tendues. Cet étirement favorise l'ensemble du dos du corps.

Maintenez cette position pendant quelques respirations profondes. Ensuite, soulevez doucement votre corps tout en inspirant. Cette version debout est plus difficile pour les jambes que la flexion avant assise habituelle.

Section 3- Les torsions assises sur la chaise

La position de yoga connue sous le nom de torsion sur chaise, ou simplement torsion sur chaise, se pratique en position assise. Le corps, y compris le tronc, subit une rotation ou une torsion.

Voici une version simple de la torsion classique en position assise, souvent effectuée au sol. Le fait d'être assis sur une chaise stable permet de garder les hanches et le dos droits pendant la torsion.

Tourner sur votre siège permet aux muscles de votre dos de s'étirer et de s'assouplir. Cela permet à votre colonne vertébrale de mieux se plier. Cela fait également travailler les muscles internes, comme le ventre. De plus, cela soulage les tensions dans le haut du dos et les épaules.

La torsion sur chaise est une posture de yoga idéale pour les personnes âgées ou celles dont les mouvements sont limités. Elle offre les mêmes avantages que les autres torsions de yoga.

Il existe différents types de torsions que vous pouvez pratiquer sur une chaise en yoga, en voici quelques-uns :

- **La torsion assise simple ou Parivrtta Sukhasana**

IL s'agit d'une posture de yoga réalisée assis sur une chaise qui permet de travailler la flexibilité du buste et du dos.

En commençant cette posture, installez-vous sur une chaise, le dos aligné. La main droite se place sur le côté droit de la chaise, la gauche sur le côté gauche. En expirant, commencez la torsion du corps vers la droite, la main gauche serrant le dossier de la chaise. Votre coude droit peut appuyer sur votre genou droit, ce qui intensifie la torsion. La tête tourne en suivant le mouvement du torse.

Ce mouvement étire les muscles latéraux et les muscles des côtes sur la gauche. Il calme également le dos, en particulier la partie médiane. Respirez lentement dans cette position. Revenez ensuite à la position de départ et répétez le mouvement sur le côté droit.

S'asseoir et se tordre est un moyen fantastique d'évacuer le stress dans le haut du dos et les épaules d'une journée passée à ne rien faire. Cela favorise également la digestion.

- **La torsion assise bras tendu** : La position assise avec torsion et étirement, ou Parivrtta Baddha Ardha Chandrasana, est un type d'étirement qui fait travailler les muscles latéraux du corps. Voici comment procéder :

Asseyez-vous sur une chaise, le dos droit. Levez votre main droite vers le haut et tenez-vous au dossier de la chaise. Votre main gauche se pose sur votre hanche gauche. En expirant, tournez votre corps vers la droite.

Vous utiliserez votre main droite sur le dossier de la chaise pour vous aider à tourner. En même temps, poussez votre hanche gauche vers l'arrière avec votre main pour l'étirer davantage. Cet étirement permet de resserrer les abdominaux du côté gauche. Il assouplit également votre dos, en particulier les trapèzes et les muscles interscapulaires.

Après quelques respirations, recentrez-vous, puis changez de côté. Cette posture est idéale pour un bon étirement du corps, en particulier de la partie supérieure.

- **La torsion assise jambe croisée**

La position assise en torsion, également appelée Parivrtta Svastikasana, est une position de yoga que l'on effectue en position assise. Elle permet d'assouplir les hanches et le dos.

Commencez par vous asseoir sur une chaise, en gardant le dos droit. Maintenant, pliez votre genou droit et posez votre pied droit sur votre cuisse gauche - c'est ce qu'on appelle la pose du tailleur. Votre genou droit ? Il doit être tourné vers le côté. Vous pouvez tenir votre cheville ou votre mollet droit avec votre main gauche. Cela permet de stabiliser la jambe. Puis, en expirant, tournez votre corps vers la droite. Poussez votre genou droit avec votre coude droit pour rendre la torsion plus intense. N'oubliez pas que votre tête bouge avec votre corps !

Ce mouvement de yoga fait travailler les hanches extérieures et les abdominaux du côté gauche. Il rafraîchit également le bas du dos et les épaules. Après avoir respiré un peu, revenez au début et changez de côté. C'est un excellent étirement après avoir été assis pendant un certain temps.

La jambe croisée dans cette posture renforce l'étirement de l'autre côté du corps lors de la torsion. Elle favorise la flexibilité de la colonne vertébrale et étire les muscles du dos, des épaules et des hanches. Elle active également les organes internes, en particulier les organes digestifs, ce qui peut faciliter la digestion.

La pose de la torsion en position assise jambes croisées est facile à réaliser pour tout le monde, quelle que soit son expérience du yoga. Elle peut être modifiée selon les besoins pour s'adapter aux aptitudes personnelles. Cette posture est idéale pour les personnes qui restent souvent assises, car elle soulage les tensions dans le dos et les hanches.

- **La torsion triangle assise**

La torsion triangulaire assise sur une chaise, également connue sous le nom de Parivrtta Trikonasana en yoga, est une posture que l'on effectue en étant assis sur le bord d'une chaise. La pose est exécutée en plaçant une main sur le sol et l'autre sur le dossier de la chaise. Ensuite, le torse est ouvert en grand sur un côté avant d'être tourné.

Cette posture est une torsion complète qui étire l'ensemble du système. Elle stimule et fait travailler en douceur vos organes digestifs, tout en mettant à l'épreuve votre stabilité et votre concentration. Elle sert parfois de réponse à Utthita Trikonasana.

La torsion triangulaire assise est une posture forte qui met l'accent sur l'équilibre, ainsi que sur une torsion profonde de la colonne vertébrale. Pour y parvenir, vous devez vous concentrer sur une position correcte. Parivrtta Trikonasana comprend trois parties : la torsion latérale, l'étirement et l'équilibre.

En effectuant cette posture correctement, les muscles du ventre et du dos s'impliquent et assurent la stabilité. Cela permet à votre corps de développer l'endurance et la puissance de vos muscles centraux.

Les torsions sur chaise sont une méthode simple qui permet d'imiter les torsions classiques du yoga tout en restant assis. Elles assouplissent le dos et la taille et élargissent les épaules.

Section 4- Les postures d'équilibre avec appui de la chaise

Les positions d'équilibre où l'on utilise une chaise comme appui, sont des mouvements de yoga de base qui nécessitent une chaise pour plus de stabilité. Elles sont idéales pour les débutants, les personnes âgées ou celles qui ont des problèmes d'équilibre. Elles renforcent la stabilité, la puissance et la souplesse, réduisant ainsi le risque de chute.

Il existe différents types de postures d'équilibre nécessitant l'appui sur la chaise :

- **La posture de l'arbre avec appui de la chaise, ou en d'autres termes, Vrkshasana soutenue**

Il s'agit d'une version modifiée de la posture classique de l'arbre. Elle est facilitée par l'aide d'une chaise, ce qui permet de garder plus facilement l'équilibre.

Pour réaliser cette position, commencez par vous tenir debout à côté d'une chaise stable. Vos pieds doivent être parallèles et écartés de la largeur des hanches. Posez votre main droite sur le dossier de la chaise pour vous soutenir. Lorsque vous inspirez, déplacez doucement votre poids sur votre jambe gauche. Pliez le genou droit. Avec votre main gauche, tenez votre cheville droite. En toute simplicité, posez votre pied droit sur votre cuisse gauche. Essayez de le placer au-dessus ou au-dessous du genou si vous le pouvez. Félicitations, vous êtes maintenant dans la posture de l'arbre.

Placez votre main droite à plat sur le dossier de la chaise. Utilisez votre jambe gauche pour vous équilibrer. Gardez les yeux fixés sur un point devant vous. Prenez quelques respirations, puis relâchez la pose. Changez ensuite de côté.

Cet exercice est idéal pour l'amélioration de la stabilité et de l'équilibre. Il étire également vos hanches et vos mollets

- **La posture du guerrier avec appui de la chaise**

La posture du guerrier soutenue par une chaise, ou "Virabhadrasana I assisté", comme on l'appelle également, est une posture modifiée du guerrier. Cette version utilise une chaise pour aider à maintenir l'équilibre et la bonne forme.

Pour réaliser cette posture, placez-vous derrière une chaise stable. Placez vos deux mains à plat sur votre dos. Déplacez votre jambe gauche vers l'arrière, en allongeant vraiment votre pied et en enfonçant fermement vos orteils dans le sol. Avancez la jambe droite et pliez le genou à 90 degrés. La cuisse est alors au même niveau que le sol et le genou se trouve juste au-dessus de la cheville.

Posez les deux pieds fermement sur le sol, en fléchissant les muscles de chaque jambe. Soulevez votre torse tout en abaissant vos épaules, ce qui permet à vos côtes de s'allonger. Cela devrait déclencher un étirement de la jambe arrière. Restez dans cette position et prenez quelques respirations. Pour quitter cette position, redressez votre jambe avant et levez-vous en posant vos mains sur une chaise. Recommencez de l'autre côté.

Ce style guerrier avec l'aide d'une chaise renforce la force des jambes et l'équilibre. Il ouvre la poitrine et augmente la flexibilité des hanches à l'avant.

- **La posture de la demi-lune avec appui de la chaise**

La posture de la demi-lune soutenue par une chaise, ou Ardha Chandrasana assistée, est une version de la posture habituelle de la demi-lune. Ici, une chaise est utilisée pour aider à garder l'équilibre.

Pour réaliser cet étirement, placez-vous derrière une chaise solide. Placez vos mains à plat sur la partie supérieure du dos. Déplacez lentement le poids de votre corps vers votre jambe droite. Veillez à ce que vos hanches restent égales. Levez votre jambe gauche et étirez-la vers l'arrière pour l'aligner avec le haut de votre corps. Votre jambe gauche et votre corps doivent être en ligne droite et à plat par rapport au sol.

Placez votre main droite sur le dossier de la chaise et levez votre bras gauche vers le ciel. Regardez votre main levée. Faites une petite pause. Pour sortir de cette posture, redescendez lentement votre jambe levée et posez vos pieds à plat sur le sol. Changez de côté.

La posture de la demi-lune, habituellement difficile, devient plus simple avec le soutien d'une chaise. Elle permet d'ouvrir la poitrine, d'étirer les muscles latéraux, de renforcer les jambes, tout en stimulant la concentration.

Les postures d'équilibre assistées par une chaise peuvent renforcer la stabilité, la force et la souplesse. Elles fonctionnent en apportant un soutien physique. Cela permet de développer les muscles et d'améliorer la coordination. Ces poses sont particulièrement utiles pour les personnes ayant des problèmes d'équilibre, notamment les personnes âgées et les personnes ayant des difficultés à se mouvoir. Il s'agit notamment des personnes âgées et des personnes ayant des difficultés à se mouvoir.

Section 5- Les exercices de respiration et de méditation sur la chaise

Une activité que vous pouvez pratiquer s'appelle l'entraînement du rythme cardiaque. Il suffit de respirer lentement. Inspirez profondément en comptant jusqu'à 3, puis retenez cette respiration pendant 12 secondes. Puis, expirez en comptant jusqu'à 6. Répétez cette opération cinq fois au total. De cette façon, vous pouvez contrôler votre stress et vos sentiments pendant cinq minutes à la fois.

Essayez également la respiration ventrale. Asseyez-vous sur une chaise. Placez vos mains sur votre ventre. Inspirez : un, deux, trois. Votre ventre se remplit d'air. Retenez l'air : un, deux, trois. Expirez ensuite lentement. Laissez l'air s'échapper par la bouche. Votre ventre se rétrécit à nouveau. Répétez cet exercice en cas de stress. Faites-le trois fois par jour.

Enfin, essayer la respiration tout en visualisant. Il s'agit d'un exercice qui fusionne la réflexion calme et la pensée prospective. Nous nous tenons debout, fermons les yeux et inspirons profondément pendant cinq minutes, en imaginant des images stimulantes, des endroits amusants ou des moments heureux. Ensuite, on expire en repoussant toutes les idées noires. Continuez ainsi jusqu'à ce que vous ressentiez du bonheur.

- **La cohérence cardiaque**

La cohérence cardiaque est une pratique respiratoire qui aide à contrôler les émotions et à mieux gérer le stress. La méthode consiste à respirer lentement et profondément :

Commencez par une grande respiration, en remplissant votre ventre et vos poumons pendant 3 secondes. Faites une pause et maintenez cette respiration pendant 12 secondes, sans pousser. Terminez en relâchant lentement la respiration pendant 6 secondes, en laissant votre ventre et votre poitrine redevenir petits.

Suivez ce schéma simple : inspirez pendant 3 secondes, retenez votre souffle pendant 12 secondes et expirez pendant 6 secondes. Faites cela pendant 5 minutes. Cela ralentit les battements de votre cœur. Il facilite la respiration. Il vous aide à vous détendre physiquement et mentalement. Lorsque nous nous concentrons sur notre respiration, nous sommes dans l'instant présent. Nous pouvons oublier nos pensées anxieuses. Nous pouvons oublier nos problèmes.

La cohérence cardiaque est connue pour aider à réduire le stress, l'anxiété et la tristesse. Elle équilibre les sentiments et favorise la paix intérieure. Cet exercice respiratoire de base peut être pratiqué n'importe où, n'importe quand, pour un apaisement rapide.

- **La respiration ventrale**

Pour essayer cette activité, commencez par vous asseoir sur un siège, en veillant à ce que votre dos soit bien droit. Posez une main sur votre ventre et l'autre sur votre poitrine. Respirez profondément par les narines, ce qui a pour effet de faire sortir votre ventre. La main qui se touche vous permet de remarquer ce changement. Simultanément, votre poitrine et vos épaules doivent rester immobiles. Faites une pause dans votre respiration. Enfin, expirez doucement par la bouche, ce qui permet au ventre de se contracter et de se rétracter.

Pour essayer cette activité, commencez par vous asseoir sur un siège, en veillant à ce que votre dos soit bien droit. Posez une main sur votre ventre et l'autre sur votre poitrine. Respirez profondément par les narines, ce qui a pour effet de faire sortir votre ventre. La main qui se touche vous permet de remarquer ce changement. Simultanément, votre poitrine et vos épaules doivent rester immobiles. Faites une pause dans votre respiration. Enfin, expirez doucement par la bouche, ce qui permet au ventre de se contracter et de se rétracter.

La respiration ventrale utilise le diaphragme et non la cage thoracique. C'est un excellent moyen d'oxygéner le sang et de détendre le corps. Pourquoi ? En prêtant attention aux tours et détours de votre ventre, vous détendez votre esprit. Il évacue le stress et les soucis. C'est une séance d'entraînement relaxante. Essayez de le faire quelques fois par jour.

- **La respiration avec visualisation**

La technique "Respiration avec visualisation" est un entraînement respiratoire qui associe la méditation réfléchie et la formation d'images dans votre esprit. Voici comment cela fonctionne :

Commencez debout, les yeux fermés. Inspirez profondément et lentement par le nez, pendant environ 5 secondes. Tout en inspirant, imaginez des souvenirs joyeux, des scènes apaisantes ou toute autre image qui vous rend heureux.

Nous passons maintenant à l'étape de l'expiration. Nous laissons doucement l'air sortir par la bouche. En expirant, nous imaginons que tous nos soucis et notre stress partent avec l'air. Imaginez que l'air emporte tous vos problèmes.

Pratiquez ce cycle de respiration et d'imagination pendant un certain temps, en échangeant les bonnes inspirations et les expirations libres. Au fur et à mesure que vous progressez, vos pensées s'apaisent et se relâchent. Avec le temps, vous ressentez un véritable bonheur intérieur.

Cet exercice mêle respiration attentive et pensées imagées. Il vous aide à maîtriser vos émotions, à oublier vos soucis et à retrouver l'harmonie intérieure. Le fait de voir des images renforce l'effet calmant de la respiration consciente.

- **La méditation pleine conscience**

La méditation pleine conscience est une méthode que l'on peut pratiquer assis sur une chaise. L'idée est de se concentrer, volontairement mais sans critique, sur le moment présent.

Commencez par vous asseoir confortablement sur votre chaise, gardez le dos droit mais pas raide, laissez vos mains reposer sur vos cuisses ou sur les accoudoirs de votre chaise. Fermez les yeux ou regardez vers le bas.

Prêtez attention à la façon dont vous respirez, en notant chaque inspiration et chaque expiration. Si votre esprit s'égare, ramenez-le gentiment à la sensation de votre respiration. Soyez également conscient des sensations physiques, des pensées et des émotions qui surgissent, mais ne cherchez pas à les contrôler ou à les changer. Acceptez-les simplement, puis recentrez-vous sur votre respiration.

Le fait de rester centré sur le moment présent vous permet de vous détourner des pensées interminables et de faire une pause. Les exercices de pleine conscience permettent au corps et à l'esprit de se reposer. Une pratique régulière permet de réduire les inquiétudes et les tensions. Le simple fait de s'asseoir sur une chaise, quel que soit l'endroit ou le moment, constitue une pause rafraîchissante dans l'agitation quotidienne.

- **Le body scan**

Le l'analyse corporelle ou balayage corporel est une méthode utilisée dans la méditation de pleine conscience. Il s'agit de porter son attention sur chaque partie du corps, une à la fois. L'objectif est de se concentrer sur les sensations physiques ressenties, d'évacuer les tensions et d'aider le corps et l'esprit à atteindre un état de relaxation profonde.

Vous pouvez faire cette activité en position allongée ou assise sur une chaise. La position allongée favorise l'équilibre et la stabilité. En revanche, la position assise permet de rester plus éveillé.

Commencez votre balayage corporel en fermant les yeux et en prêtant brièvement attention à votre respiration. Allez ensuite des pieds vers le haut, en vous adressant à chaque partie du corps : orteils, plante des pieds, chevilles, bas des jambes, haut des jambes, et ainsi de suite. Pour chaque partie, notez les sensations de chaleur, de picotement, de tension ou de calme. Si une partie est tendue, imaginez que vous lui envoyez de l'air froid ou chaud pour la soulager.

Le balayage complet du corps peut calmer l'esprit, détendre les muscles tendus et vous aider à vous sentir en paix à l'intérieur. En faisant cela régulièrement, il est plus facile de gérer le stress et les soucis.

Les méthodes de respiration et de méditation à l'aide d'une chaise permettent de se calmer, d'atténuer les tensions et d'augmenter la concentration. Elles sont accessibles à tous et peuvent être intégrées sans effort dans les activités quotidiennes.

Chapitre 4 : Conseils pour maximiser les résultats

Voici quelques astuces pour vous aider à progresser tout en gardant un mode de vie sain et équilibré.

Section 1- L'alimentation idéale pour accompagner la pratique du yoga sur chaise

La nourriture que vous consommez est un élément clé du yoga. Elle renforce nos poses et nous aide à rebondir. Pour le yoga, le mieux est d'adopter un régime mixte. Il doit être composé de fruits et légumes, de céréales complètes, de protéines maigres et de graisses saines.

Le pain, les pâtes, la semoule et le riz sont des types de glucides complexes. Ils fournissent de l'énergie. Pour réparer les muscles, il faut des protéines, que l'on trouve dans les œufs, le lait, le gruyère ou la viande. Le corps a besoin de bonnes graisses pour fonctionner correctement. On les trouve dans les huiles végétales, les noix ou les poissons gras.

L'alimentation d'un athlète doit être adaptée à l'intensité et à la durée de son activité. Les aliments riches en glucides sont conseillés avant l'entraînement pour fournir de l'énergie. Après l'entraînement, les aliments riches en protéines sont utiles pour réparer les tissus musculaires. Il est essentiel de s'hydrater avant et après l'activité, mais aussi pendant.

Quels sont aliments adaptés à la pratique du yoga sur chaise pour maigrir ?

- Les légumes et fruits frais sont parfaits pour compléter une alimentation saine et équilibrée durant la pratique de n'importe quel type de yoga.

En choisissant des fruits et légumes mûrs de votre région, vous bénéficiez d'un apport optimal en vitamines, minéraux et fibres. Les fibres, c'est génial ! Elles procurent une sensation de satiété et maintiennent la glycémie à un niveau stable. Votre corps a vraiment besoin de vitamines et de minéraux pour bien fonctionner, en particulier au niveau des muscles et des articulations.

En effet, les fruits et légumes sont principalement constitués d'eau. Ils contribuent donc à hydrater votre corps, ce qui est essentiel lorsque vous faites de l'exercice comme le yoga.

En raison de leur composition, votre corps peut les assimiler facilement. Ils fournissent des glucides naturels et donnent de l'énergie de manière constante, sans pics de glycémie.

En privilégiant les fruits et légumes de saison, nous respectons les rythmes de la nature et réduisons les effets néfastes du transport sur l'environnement. Consommer des aliments locaux et de saison, c'est bon pour notre corps et pour la Terre !

- Les aliments complets comme le riz brun, les pâtes complètes, le pain complet et l'avoine contiennent beaucoup de glucides complexes, ou amidons.

Contrairement aux céréales transformées, les céréales complètes conservent les trois parties du grain : le son, le germe et l'endosperme. Ces éléments ne sont pas présents dans les céréales raffinées.

Cet amidon difficile à décomposer est lentement absorbé par notre corps. Il nous donne une énergie régulière et durable sans provoquer de pics de sucre. C'est pourquoi les adeptes du fitness adorent les céréales complètes, en particulier les adeptes du yoga. Les céréales fournissent l'énergie nécessaire pour faire travailler les muscles pendant toute la durée de l'exercice.

Les céréales complètes contiennent également beaucoup de fibres. Elles procurent une sensation de satiété et régulent le taux de sucre dans le sang. Leur faible taux de sucre les rend idéales pour perdre du poids et contrôler le diabète. Enfin, elles contiennent de nombreuses vitamines et minéraux dont notre corps a besoin.

- La consommation de protéines maigres peut aider à réparer les muscles, en particulier après des exercices difficiles comme l'haltérophilie ou le yoga.

Les bonnes sources de protéines maigres sont le poisson, les œufs, les haricots ou les produits laitiers. Ces aliments sont excellents pour aider à reconstruire les muscles.

Ces aliments sont riches en protéines. Les protéines sont comme des blocs de construction. Votre corps les utilise pour réparer et fabriquer de nouvelles cellules musculaires. Elles contiennent tous les ingrédients vitaux dont votre corps a besoin, et le meilleur ? Votre corps peut facilement les absorber et les utiliser à bon escient.

Les poissons comme le saumon, la truite et le thon fournissent des protéines qui nourrissent nos muscles. Les œufs, surtout les blancs, fournissent des protéines de premier ordre. Les lentilles et autres légumes secs, bien qu'ils soient des légumes, constituent une bonne source. Les produits laitiers, en particulier le yaourt grec, le fromage frais et le lait, offrent des protéines qui réparent nos muscles.

Les protéines maigres, pour résumer, constituent un allié pour l'alimentation et le développement de vos muscles après chaque effort physique.

- Les graisses insaturées saines sont essentielles au bon fonctionnement de l'organisme et au bien-être des cellules.

Elles se trouvent principalement dans les huiles végétales, les graines oléagineuses (comme les noix et les amandes) et les céréales (comme le lin, le chia et le chanvre).

Les graisses insaturées sont très importantes. Elles portent plusieurs noms différents, comme oméga-3 et oméga-6. Elles ont de nombreuses fonctions qui nous permettent de rester en bonne santé. Tout d'abord, elles construisent les membranes cellulaires. Cela signifie qu'elles permettent à nos cellules de mieux fonctionner. Ils réduisent également l'inflammation. Ils aident même nos cellules à communiquer entre elles. En plus de tout cela, ils produisent des hormones. Il s'agit d'un mot savant pour désigner des substances chimiques. Ces graisses ont donc un rôle important à jouer !

Les huiles végétales, comme celles de colza, de noix et de lin, sont très riches ! Elles regorgent d'oméga-3 alpha-linoléniques - les éléments constitutifs des oméga-3 à longue chaîne EPA et DHA. N'oubliez pas non plus les noix et les graines de lin, de chanvre et de chia. Elles regorgent également d'oméga-3 !

En termes simples, ces graisses végétales non remplies sont vitales pour la vie cellulaire et les processus de l'organisme. Une consommation insuffisante peut entraîner des gonflements ou des problèmes hormonaux. Il est donc conseillé de les consommer régulièrement pour avoir une alimentation équilibrée.

- Les épices sont également bénéfiques. Le cumin, le curcuma ou le gingembre, par exemple, sont idéales pour la stimulation de la digestion.

Le curcuma est connu pour stimuler la production de bile dans le foie et la vésicule biliaire. La bile est très importante pour décomposer et absorber les graisses que nous mangeons. Le curcuma aide donc notre corps à gérer les graisses.

Le cumin stimule la libération des sucs qui aident à la digestion. Il s'agit notamment des enzymes pancréatiques, comme la lipase, qui décomposent les graisses. En outre, le cumin joue un rôle utile dans la digestion des glucides et des protéines.

Le gingembre agit comme une aide au ventre, en augmentant la production des liquides de l'estomac, du foie et du pancréas. Riche en gingérols et en shogaols, le gingembre accélère la digestion et atténue les bouffissures.

Les épices comme le curcuma, le cumin et le gingembre facilitent la digestion. Elles stimulent la production de liquides digestifs, l'écoulement de la bile et le transit intestinal. Une consommation régulière de ces épices permet d'éviter les maux de ventre. Ces épices améliorent la façon dont notre corps décompose les aliments.

- L'eau plate est la référence en matière d'hydratation. Sa composition en H2O pur et son absence de calories en font le compagnon idéal pour hydrater votre corps sans créer d'excès.

Les thés, notamment ceux à base de plantes, peuvent également favoriser l'hydratation. Certaines plantes comme la verveine, la camomille et le thym peuvent aider votre corps à se débarrasser de l'excès d'eau. Mais n'oubliez pas de ne pas ajouter de sucre à vos thés si vous voulez en tirer le maximum de bénéfices.

Les jus de fruits et de légumes pressés, qui sont en grande partie à base d'eau, contribuent à l'hydratation. Ils nous apportent des vitamines, des minéraux et des antioxydants utiles. Cependant, il est judicieux d'en modérer la consommation. Privilégiez les fruits et légumes entiers. Ils contiennent également les fibres nécessaires à la digestion.

En termes simples, l'eau est la clé de l'hydratation. Toutefois, certaines boissons d'origine végétale, comme les tisanes nature ou les jus fraîchement pressés, peuvent contribuer à répondre aux besoins quotidiens d'hydratation.

Dernier conseil, autant que possible, Essayez de manger des aliments locaux, de saison et frais. Prenez le temps de bien mâcher chaque bouchée. Il est bon d'être attentif (pleine conscience) lorsque vous mangez.

Section 2- Comment augmenter progressivement la difficulté

Pour vous améliorer en yoga sur chaise, commencez doucement. Faites d'abord les poses de base et évitez d'aller trop loin. De cette façon, votre corps se prépare et apprend les mouvements. Ensuite, augmentez lentement la difficulté et faites-le de différentes manières :

- Il est vivement recommandé d'ajouter des éléments dits "déstabilisant" afin de renforcer votre concentration et votre équilibre durant la pratique du yoga sur chaise.

Par exemple, imaginez que vous prenez une pose stable, comme celle de l'arbre, et que vous la rendez plus difficile en fermant les yeux. L'absence d'images signifie que vous devez vous appuyer davantage sur votre sens inné du mouvement et de l'équilibre. Il est encore plus important de resserrer les muscles du tronc et des hanches.

Vous pouvez essayer de lever une ou deux jambes et de les croiser en position assise. Cette action réduit votre point d'équilibre, vous poussant à maintenir une position instable.

En fin de compte, l'utilisation d'éléments plus souples, comme des coussinets sous les mains ou les pieds, peut provoquer des oscillations et nuire à la stabilité. Le corps a toujours besoin de réajuster sa position et la façon dont ses muscles sont maintenus.

Ces tremblements nous incitent à nous concentrer davantage sur notre respiration et sur les sensations de notre corps. Cela nous permet de rester stables. Il aide les muscles profonds qui nous maintiennent en équilibre à se renforcer. De plus, cela vous apprend à savoir où se trouvent vos bras et vos jambes dans l'espace.

- L'ajout progressif de répétitions d'un mouvement de yoga, ou sa prolongation, est une excellente méthode pour augmenter la durée de vie de vos muscles.

Pensez-y : disons que vous commencez par faire la pose du guerrier cinq fois. Au fur et à mesure que vous devenez plus fort, vous pouvez passer à 8, puis 10, puis 12 fois. De la même manière, si vous commencez par tenir la posture de l'arbre pendant 5 respirations, vous pouvez viser 8, 10, voire 15 respirations au fil du temps.

Faire travailler les mêmes parties du corps pendant de longues périodes augmente l'endurance. Cela signifie qu'ils peuvent continuer plus longtemps sans ressentir de fatigue. Les cuisses, les fesses, les mollets, les épaules et les bras sont sollicités davantage, ce qui favorise leur croissance.

Ce mouvement facile est parfait pour modeler une silhouette élégante. Il prépare également le corps à des routines de yoga plus énergiques et plus sportives.

- L'approfondissement de positions simples comme les torsions ou les flexions permet de cibler des groupes musculaires spécifiques avec une plus grande précision.

Cela rend les muscles plus forts, offre une meilleure flexibilité et plus d'équilibre. Il est cependant essentiel, de toujours se rappeler ses propres limites et compétences, et de progresser prudemment sous la supervision d'un professeur.

Augmenter progressivement le niveau de difficulté implique l'exploration de différentes variantes de postures plus complexes.

Voici comment nous pouvons essayer de faire des torsions en position assise. Vous pouvez commencer par une rotation de base. Par exemple, si vous êtes assis sur une chaise, tenez le dossier de la chaise avec la main opposée. Ensuite, ajoutez un peu de complexité. Croisez une jambe sur l'autre genou avant de commencer la torsion. Cette torsion avec les jambes croisées (ou parivrtta svastikasana) permet d'étirer un peu plus les muscles latéraux et dorsaux.

Vous pouvez passer d'une flexion assise standard à une flexion avant avec jambes surélevées. Dans cette posture avancée, une jambe est surélevée et tendue vers l'extérieur pendant la flexion. Cela permet aux ischio-jambiers et à l'arrière de la cuisse de faire un exercice plus intense.

Les autres exemples suivants pourront vous inspirer :

La posture de la montagne, connue en sanskrit sous le nom de Tadasana, est une posture de base du yoga en position debout. Elle aide à raffermir le corps. Pour rendre cette posture plus difficile et améliorer l'équilibre, vous pouvez essayer plusieurs méthodes.

Par exemple, essayez de vous tenir sur un pied, comme dans la posture de l'arbre (Vrksasana). Cette position sur un seul pied implique de transférer le poids du corps sur l'autre jambe tout en restant stable - c'est une question d'équilibre. Ajoutez un peu de style en faisant osciller la jambe levée.

L'une des façons de rendre l'exercice plus difficile est de lever un bras, puis l'autre, ou même d'étirer les deux bras au-dessus de soi. Cela modifie la façon dont vous vous tenez en équilibre et rend la tâche plus difficile. Pour rester stable, les muscles de l'estomac et du bas du corps doivent travailler plus fort.

Enfin, nous allons nous pencher sur le transfert de poids d'un pied à l'autre. Nous pouvons essayer de nous pencher vers l'avant ou de faire des torsions, en commençant toujours par la position de la montagne.

L'idée est ici d'équilibrer la stabilité et l'instabilité, en conservant l'alignement unique du corps en Tadasana. Ces changements renforcent les muscles qui nous stabilisent et affinent la conscience du corps.

La ***posture du triangle ou Trikonasana*** consiste à se tenir debout, permettant ainsi l'étirement des ischio-jambiers et l'ouverture de la cage thoracique.

Une version améliorée de cette position est la pose du triangle avancée. Pour l'exécuter, commencez par la pose du triangle standard, avec votre jambe tendue sur le côté et votre corps incliné sur votre jambe avant. Au lieu de poser la main sur le sol ou sur la jambe, vous continuez à étendre votre corps vers l'avant, en gardant le bras tendu.

La forme plus longue demande un peu plus de souplesse dans des parties comme les ischio-jambiers et les épaules. Elle nécessite une plus grande ouverture des hanches, en particulier de la jambe arrière qui doit rester droite. Le torse doit s'étirer tandis que le bassin se rétracte.

La version étirée permet de détendre davantage les muscles des jambes, des épaules et du dos. Améliorée par rapport à la pose habituelle du triangle, la forme allongée est un peu plus difficile. Pourtant, les avantages sont équivalents - muscles détendus, cage thoracique élargie. C'est une pose agréable pour les débutants, qui peut être adaptée aux compétences de chacun.

Vous pouvez encore augmenter la difficulté *en enchaînant plusieurs positions durant une seule séquence*. Par exemple :

1. Séquence de retournement : Commencez par une position assise de base, puis passez à une position assise avec bras tendu et terminez par une position assise avec jambe pliée. Cette routine améliore la flexibilité de la colonne vertébrale et élargit la zone de la poitrine.
2. Point de départ : Utilisez la chaise pour vous soutenir pendant que vous prenez la posture de l'arbre. Passez ensuite à la posture du guerrier, toujours en utilisant la chaise. Terminez l'exercice par la position en demi-lune, en utilisant la chaise comme support. Cette série améliore l'équilibre et la stabilité.
3. Il suffit de suivre les étapes suivantes : d'abord, s'asseoir et se pencher vers l'avant, puis s'asseoir et se pencher vers l'arrière, et enfin, s'asseoir et se pencher sur le côté. Cette routine permet d'étirer le dos de toutes les façons.
4. Routine d'inspiration et d'expiration : Commencez par équilibrer le rythme cardiaque, puis passez à la respiration ventrale, et enfin entrez dans une méditation concentrée. Cette routine favorise le calme et la concentration.

Rappel : N'oubliez pas, quel que soit le chemin parcouru, il est essentiel d'être à l'écoute de votre corps, d'inspirer et d'expirer délibérément pendant l'activité et d'éviter de vous mettre mal à l'aise. Un instructeur compétent devrait être en mesure de vous guider à un rythme confortable pour vous, en toute sécurité.

Section 3- Comment rester motivé pendant 28 jours

Voici quelques conseils pour vous aider à tenir bon, au moins durant les 28 jours du programme.

- **Se fixer un objectif précis et quantifiable**

C'est un plan essentiel pour rester motivé pendant 28 jours. Il donne une orientation précise à vos efforts et vous permet d'observer vos progrès. Si votre objectif est de vous entraîner 30 minutes par jour pendant 28 jours, vous pouvez vérifier chaque jour si vous avez atteint cet objectif. Cela vous donne un sentiment d'accomplissement et vous incite à aller de l'avant.

Veillez à ce que vos objectifs correspondent à vos capacités actuelles. Par exemple, si vous débutez le yoga, il n'est pas pratique de viser une séance intense de 90 minutes par jour. Commencez par un objectif plus réalisable, comme 15 minutes de yoga simple, et augmentez progressivement la durée et l'intensité de votre entraînement.

Essayez de diviser votre objectif en plusieurs étapes plus petites. Par exemple, au lieu de viser 30 minutes d'exercice par jour pendant quatre semaines, pourquoi ne pas viser 15 minutes d'exercice par jour la première semaine ? Puis passez à 20 minutes par jour la deuxième semaine, et ainsi de suite. Votre objectif global sera ainsi moins intimidant et plus facile à atteindre.

N'oubliez pas que les objectifs sont des guides et non des règles strictes. Si vous manquez une journée, ne perdez pas espoir. N'oubliez pas que l'être humain est sujet aux erreurs, et remettez-vous sur la bonne voie le lendemain. La clé est le dévouement et le fait de toujours donner le meilleur de soi-même.

- **Se récompenser**

C'est un excellent moyen de conserver sa motivation au fil du temps, qu'il s'agisse d'un objectif sportif ou d'une tâche professionnelle.

Cela consiste à mettre en place une petite incitation pour chaque semaine où vous parvenez à atteindre vos objectifs. Supposons que votre mission consiste à faire 30 minutes de yoga par jour. Vous pourriez vous offrir une petite récompense chaque dimanche soir si vous avez tenu cet engagement toute la semaine.

Votre prix doit être quelque chose que vous appréciez vraiment, qui stimule votre motivation et vous incite à redoubler d'efforts la semaine suivante. Il peut s'agir d'un délicieux dîner dans le restaurant que vous aimez, d'un massage apaisant, de l'achat d'un livre qui vous fait de l'œil ou de l'achat d'une chemise ou d'une robe à laquelle vous ne pouvez résister. Même les sorties au cinéma comptent ! La clé ? Il s'agit d'un petit plaisir qui récompense tous vos efforts.

Prenez l'habitude de vous accorder une récompense hebdomadaire. Cela renforce le bon comportement de manière positive. Vous gardez le moral car vous avez toujours ce petit prix qui vous attend. Cela vous encourage à continuer, à répéter vos bons résultats chaque semaine. En fin de compte, la modification de l'habitude devient instinctive.

Vous pouvez adapter ce programme de récompenses hebdomadaires à ce que vous aimez et à ce qui vous motive. L'essentiel est qu'il vous apporte de la joie et vous incite à aller de l'avant.

- **Travailler avec un partenaire de motivation**

Trouver un "compagnon d'inspiration" pour une compétition amicale peut vraiment stimuler votre engagement et votre motivation dans votre routine de yoga sur chaise. Il peut s'agir d'un ami, d'un collègue ou même d'une personne avec laquelle vous êtes en contact en ligne dans une communauté de yoga ou un groupe de discussion.

1. Parlez de vos objectifs : Parlez de ce que vous voulez tous les deux et fixez des objectifs pour vos séances de yoga sur chaise. Il peut s'agir de la fréquence de vos séances, de la durée de chacune d'entre elles ou de l'amélioration de vos postures.
2. Tenez votre parcours à jour : Veillez à actualiser régulièrement vos progrès, à discuter des positions que vous avez atteintes, à approfondir les défis rencontrés et à réfléchir aux améliorations que vous avez observées. Cela vous permettra de vous motiver et de vous stimuler mutuellement.
3. Encouragez-vous mutuellement : Proposez des tâches passionnantes qui mettent à l'épreuve vos capacités au cours de vos séances. Par exemple, vous pouvez vous encourager mutuellement à maintenir une position d'équilibre pendant une période prolongée ou à expérimenter une version différente d'une pose.
4. Pratiquer ensemble : Si possible, organisez des séances de yoga sur chaise ensemble, en personne ou en ligne. Cela vous permettra de vous soutenir mutuellement, de vous corriger et de partager des conseils.
5. Célébrez chaque victoire : Si vous atteignez un objectif ou si vous réussissez une nouvelle pose, prenez un moment pour vous réjouir. Cela stimule votre motivation et vous pousse à aller de l'avant.

- **La visualisation**

Imaginez ceci : vous êtes en train de répéter mentalement quelque chose, d'imaginer un objectif ou un résultat futur que vous voulez atteindre. Cette technique, appelée visualisation, permet de travailler sur plusieurs points. Elle permet de se débarrasser des pensées inutiles, comme ces signes de fatigue qui se glissent dans l'esprit. Elle permet d'imaginer un objectif ou un sentiment, voire un moment de paix ou de victoire passé. Une partie importante de la visualisation est l'imagerie positive, qui vous aide à débarrasser votre esprit des pensées inutiles qui pourraient surgir.

Pour rester concentré pendant quatre semaines, imaginez les résultats bénéfiques de l'achèvement de la tâche. Pensez au sentiment d'accomplissement que vous éprouverez après quatre semaines de yoga sur chaise et aux améliorations que vous constaterez dans votre pratique. Cette image mentale optimiste peut stimuler votre motivation quotidienne et vous persuader de vous y tenir, même dans les moments difficiles.

N'oubliez pas que la visualisation doit être crédible et véridique. Vous ne vous contentez plus d'imaginer ou de rêvasser. Au contraire, vous vous faites une image mentale claire et distincte de vos objectifs et vous vous voyez en train de les réaliser.

- **Noter vos expériences de yoga sur chaise dans un journal ou une application**

Cela peut vraiment vous aider à vous motiver. Vous pouvez voir le chemin parcouru, célébrer les victoires et vous fixer de nouveaux objectifs. Pour utiliser cette tactique, voici ce que vous devez faire :

1. Choisissez une méthode d'enregistrement : Un carnet, un fichier en ligne ou une application de suivi du bien-être. Choisissez ce qui vous convient et ce que vous utiliserez probablement de manière régulière.
2. Notez vos routines de yoga : Après chaque séance de yoga sur chaise, notez vos actions. Cela peut comprendre les poses que vous avez essayées, la durée de votre pratique, les défis que vous avez relevés et les progrès que vous avez réalisés.
3. Suivez votre progression : Au fil des jours, vous pouvez observer l'amélioration de vos compétences en yoga sur chaise. Vous remarquerez que vous tenez les positions pendant de longues périodes, que vous adoptez des positions plus difficiles et que vous faites l'expérience d'une force et d'un confort accrus dans votre pratique.

4. Planifiez à l'avance : Utilisez votre agenda ou une plateforme numérique pour planifier votre programme de yoga sur chaise. Ces plans peuvent concerner la fréquence de votre pratique, l'apprentissage de nouveaux mouvements ou l'amélioration de votre force et de votre souplesse.
5. Applaudissons nos victoires ! Lorsque vous atteignez un objectif ou que vous faites un grand pas en avant, prenez le temps de vous en réjouir. Cela peut vous remonter le moral et vous encourager à continuer.

En d'autres termes, le fait de noter vos progrès vous permet de voir clairement vos améliorations. Cela peut vous remonter le moral et vous inciter à poursuivre votre programme de yoga sur chaise.

- **Pensez à vous accorder une marge d'erreur**

"Se laisser aller de temps en temps" signifie se donner la permission de se tromper ou d'avoir des journées moins productives sans se sentir coupable ou laisser son objectif s'envoler. Lorsqu'il s'agit de rester motivé pendant 28 jours, cela signifie que si vous sautez une journée de yoga sur chaise, vous ne devez pas avoir un sentiment d'échec. Sachez plutôt que les journées creuses font partie intégrante de tout processus et poursuivez la pratique le jour suivant.

Même les meilleurs d'entre nous ont des jours sans, ce qui signifie qu'il faut accepter les imperfections et permettre les faux pas. Le fait de laisser ces accidents se produire sans culpabilité renforce la motivation générale et la solidité au fil du temps. En diminuant le besoin d'être toujours parfait, on peut réduire le stress, ce qui est positif pour notre santé mentale et émotionnelle.

Essayez d'appliquer ces conseils et vous verrez que vos chances d'atteindre vos objectifs sur 28 jours seront maximisées.

Section 4- Comment intégrer le yoga sur chaise dans votre quotidien

Ajouter le yoga sur chaise à votre emploi du temps quotidien est tout à fait possible, même pour les personnes très occupées. Consultez ces étapes simples et ces conseils faciles à suivre pour y parvenir.

1. Choisissez le meilleur moment et le meilleur endroit : Il est essentiel de choisir le moment idéal de la journée pour pratiquer le yoga. Peut-être préférez-vous le matin pour démarrer votre journée, ou peut-être qu'une séance de midi pour vous détendre vous convient. Vous préférez peut-être pratiquer le yoga le soir pour soulager le stress quotidien. Trouvez un endroit paisible et confortable, à l'abri des perturbations.
2. Commencez par des poses de base : Si vous êtes débutant, commencez par des poses simples et accessibles. Avec le temps, vous pourrez passer à des poses plus complexes.
3. Commencez à pratiquer le yoga quotidiennement : Envisagez d'intégrer le yoga sur chaise à votre routine quotidienne. Il peut s'agir simplement d'effectuer quelques positions chaque jour pendant quelques minutes.
4. Soyez attentif à votre corps : Il est important de tenir compte des signaux de votre corps et d'éviter de forcer les positions. Si une position provoque une gêne ou une douleur, cessez toute tentative ou essayez une version plus simple.
5. Se concentrer sur la respiration : La respiration est essentielle dans le yoga. Essayez de faire correspondre votre respiration à vos mouvements et prenez le temps de vous concentrer sur votre respiration pendant que vous pratiquez.
6. Restez stable et régulier : Le yoga a besoin de calme et de régularité. Si les résultats n'apparaissent pas rapidement, ne vous inquiétez pas. Progressivement, les améliorations de votre souplesse, de votre puissance et de votre état de santé général commenceront à se faire sentir.
7. Aimez ce que vous faites : L'essentiel est de trouver de la joie dans votre routine de yoga. Il ne s'agit pas seulement d'améliorer la souplesse ou la puissance. Il s'agit aussi de se détendre et de prendre soin de soi.
8. Attention ! Pensez à choisir une chaise stable afin d'éviter tout risque d'accident. Cela garantira également votre confort durant vos pratiques. Optez pour une chaise à dos droit.

Chapitre 5 : Bonus - Guide alimentaire pour perdre du poids

Ce chapitre présente les règles clés d'une alimentation solide et équilibrée, qui est importante pour rester fort et favoriser la pratique régulière du yoga.

Elle traite de la sélection des aliments et de ceux qu'il faut éviter.

Cette partie présente des recettes simples pour perdre du poids. Elle recommande entre autres, de mélanger des aliments bons pour la santé à vos repas préférés.

Enfin, cette section fournit des conseils utiles pour améliorer les habitudes alimentaires quotidiennes. L'accent est mis sur l'intégration d'aliments assortis de saison dans votre alimentation, sur l'équilibre dans la planification des repas, sur l'évitement des aliments transformés et des snacks, et sur le contrôle de la taille des portions.

Section 1- Principes de base d'une alimentation saine et équilibrée

Pour adopter une alimentation saine et équilibrée, vous devez vous basez sur différents principes.

Pour commencer, il est préférable de consommer beaucoup de fruits et de légumes. Ces aliments sont riches en fibres, en vitamines et en minéraux. Essayez d'en consommer au moins 5 portions par jour. Les fruits et légumes fournissent des nutriments essentiels. Ils protègent également contre de nombreuses maladies.

Ensuite, il est nécessaire d'opter pour des aliments complets comme le riz brun et les pâtes complètes. De même, il est indispensable d'incorporer des légumineuses. Celles-ci sont riches en glucides complexes, en fibres et en protéines végétales. Essentiellement, elles alimentent votre corps de manière durable.

Pour ce qui est de l'apport en protéines, il est conseillé de manger souvent du poisson, des œufs ou des produits laitiers. Ils ne sont pas trop gras. Les protéines aident à réparer et à rafraîchir les tissus de votre corps.

Rappelez-vous qu'il est essentiel de limiter la quantité de graisses que vous consommez, en particulier les mauvaises, les graisses saturées. Elles augmentent le taux de mauvais cholestérol. Les bonnes graisses se trouvent dans les huiles végétales et les graines oléagineuses.

Pensez à réduire votre consommation de sucre, de sel, et de nourritures transformées afin de préserver votre santé.

Section 2- Résumé des aliments à privilégier et à éviter

Dans cette partie, nous explorons les idées fondamentales d'un régime alimentaire nutritif et équilibré pour accompagner votre programme de yoga sur chaise. Il est essentiel de choisir certains aliments et d'en écarter d'autres pour faciliter votre routine et améliorer votre état de santé général.

Privilégiez les fruits et légumes frais, les céréales complètes, les protéines maigres et les graisses insaturées bénéfiques. Certaines épices, comme le curcuma, le cumin et le gingembre, sont excellentes car elles facilitent la digestion. Veillez à bien boire ! Étanchez votre soif avec de l'eau plate, des tisanes ou des jus de fruits et de légumes frais.

Les aliments riches en sucres ajoutés sont à éviter autant que possible, ainsi que ceux contenant beaucoup de sel et des graisses saturées. Il en va de même pour les boissons trop sucrées et tous aliments ayant subis une transformation.

Facilitez l'intégration d'une alimentation saine et équilibrée dans votre journée. Pensez à préparer des repas rapides et simples pour perdre du poids. Cela vous permet de prendre en charge la composition de vos aliments et de vous assurer que vous mangez bien.

En conclusion, voici quelques derniers conseils pratiques pour améliorer votre alimentation au quotidien. Il s'agit de planifier les repas, de les préparer à l'avance, de manger des quantités raisonnables et de se concentrer sur chaque bouchée au moment des repas.

Section 3- Recettes minceur à cuisiner facilement, et adapté au yoga sur chaise

Pour intégrer le yoga sur chaise à votre vie quotidienne et en récolter les fruits, voici quelques exemples de plats simples à préparer dans le cadre d'un régime alimentaire :

1. Salade de légumes au quinoa : Combinez du quinoa préparé et des légumes frais de saison (comme des tomates, des concombres, des poivrons et autres), des éléments à base de noix (comme des noix, des amandes) et des herbes vibrantes. Assaisonner avec de l'huile pressée d'olives, du jus de citron citronné et des pincées de sel et de poivre.
2. Bol de rôti de pois chiches végétarien : Choisissez les légumes selon la saison (comme le brocoli, le chou-fleur, les carottes et autres). Après avoir égoutté les pois chiches, mélangez-les à ces légumes. Arrosez d'huile d'olive, de sel et de poivre, ainsi que des épices de votre choix. Dégustez sur du riz brun ou du quinoa.
3. Boisson verte : Mélangez des épinards crus, une banane, du lait d'amandes, saupoudrez de graines de chia et ajoutez un filet de miel ou de sirop d'érable. Savourez cette boisson saine et sans effort avant ou après votre séance de yoga assis.
4. Omelette aux légumes : Prenez les légumes que vous préférez, comme les oignons, les poivrons ou les épinards. Faites-les sauter dans une poêle. Un peu d'huile d'olive suffit. Battez ensuite vos œufs et versez-les sur ces légumes. Faites cuire lentement ; attendez que votre omelette soit prête. Vous souhaitez rehausser le goût de l'omelette ? Ajoutez des herbes fraîches et un délicieux fromage allégé !
5. Poulet tandoori accompagné de riz et de légumes : Faites tremper le poulet dans un mélange de yaourt, d'épices tandoori et de jus de citron. Ajoutez-y les légumes que vous aimez et accompagnez le tout de riz brun.
6. Recette de houmous de pois chiches fait maison : Prenez des pois chiches égouttés et mixez-les. Ajoutez de l'huile d'olive, pressez un peu de jus de citron et ajoutez du tahini. Mélangez jusqu'à l'obtention d'une pâte lisse et tartinable.
7. Smoothie aux fruits rouges : Commencez par mettre dans votre mixeur des baies rouges fraîches ou réfrigérées, du yaourt crémeux, du lait, du jus d'agrumes ou des cubes congelés. Mixez ces éléments pendant un certain temps jusqu'à ce qu'ils deviennent lisses et uniformes. À la fin, n'hésitez pas à ajuster l'épaisseur à votre convenance, puis savourez ce délicieux smoothie aux fruits rouges.
8. Soupe de carottes et d'oranges : Faites bouillir des carottes dans un bouillon végétal. Mixez ensuite le tout jusqu'à obtenir une consistance lisse. Ajoutez un peu de jus d'orange et un peu de cumin pour le goût.
9. Soupe aux légumes : Faites mijoter des légumes frais de saison dans un bouillon nutritif. Mixez ensuite le mélange pour obtenir une soupe lisse et crémeuse.
10. Recette de toast à l'avocat : Prenez un morceau de pain de mie. Enduisez-le de purée d'avocat. Arrosez-le de jus de citron et d'un peu de sel.

11. Flocons d'avoine aux fruits : Préparez des flocons d'avoine avec du lait ou une boisson végétale, ajoutez des fruits frais et saupoudrez d'un peu de miel ou de sucre naturel.
12. Sandwichs au saumon et au fromage frais : Le saumon offre des acides gras oméga-3. Le fromage frais ? Il vous apporte du calcium. Prenez du pain complet pour manger tout cela.
13. Salade de lentille : Faites cuite vos lentilles et mélangez-les avec des légumes (de préférence crus). Ajoutez des herbes fraîches, ainsi qu'une vinaigrette légère à base de yaourt par exemple.
14. Porridge aux fruits : Vous aurez besoin de flocons d'avoine cuits dans du lait végétal ou du lait non végétal. Ajoutez quelques fruits, et de l'édulcorant (naturel) ou du miel si vous souhaitez sucrer votre plat.
15. Galette aux légumes : Choisissez les légumes de votre choix et rappez-les avant de les mélanger à un œuf, de la farine. Faites ensuite cuire le tout à la poêle.
16. Poisson grillé accompagné de légume : Choisissez un poisson maigre que vous ferez griller. Servez-le avec des légumes également grillés ou cuits à la vapeur.
17. Muesli aux fruits (secs) : Prenez des flocons d'avoine et mélangez-les avec des fruits secs. Vous pouvez également ajouter des graines ou encore des fruits frais si vous préférez.
18. Crumble au pomme (ou autre fruit de saison) : Pour commencer, vous devez préparer votre pâte à crumble. L'idéal est d'utiliser de la farine complète, de l'édulcorant naturel et du beurre allégé. Coupez vos pommes en morceaux, puis disposez-les dans un plat. Recouvrez avec la pâte à crumble. Passez au four pour la cuisson.
19. Tartine à l'avocat : Prenez une tranche de pain complet et tartinez-la avec un avocat que vous aurez préalablement écrasé. Arrosez d'un jus de citron. Salez, et c'est prêt !
20. Recette simple de gâteau : Mélanger 2 à 3 œufs avec 30 g de flocons d'avoine. Incorporez 1 ou 2 fruits comme une banane, un kiwi ou une pomme. Faire cuire le tout dans de l'huile déco1.
21. Petit-déjeuner à base de fruits : Préparez une salade fruitée avec des produits frais. Ajoutez-y des noix, des amandes et des noisettes. N'oubliez pas d'ajouter des fruits secs et des graines, comme le sésame et le chia. Buvez un smoothie fraîchement mixé, aromatisé avec des herbes comme le basilic et la menthe. Bonne route !
22. Omelette aux champignons et au jambon : Tout d'abord, prendre deux œufs et les battre. Ensuite, couper une tranche de jambon en cubes. Il faut également couper

100 grammes de champignons de Paris et faire bouillir 100 grammes de pommes de terre. Utilisez une poêle antiadhésive pour faire cuire votre omelette. C'est aussi simple que cela !

23. Omelette saine aux petits pois et aux carottes : Mélangez des œufs, incorporez des petits pois et des carottes cuits, puis faites frire votre omelette. Ajoutez une petite quantité de fromage allégé pour la rendre plus crémeuse.
24. Des crêpes à la banane savoureuses et légères : Mélanger la farine d'avoine, la banane écrasée et l'œuf pour la préparation. Faire frire les crêpes dans une poêle qui ne colle pas.
25. Salade de chou frisé et de quinoa : Mélanger le chou frisé broyé, le quinoa préparé, les canneberges séchées et les amandes chauffées. Ajouter le vinaigre de cidre de pomme, l'huile d'olive, la moutarde, le sel et le poivre comme vinaigrette.
26. Un bol pour bien manger : Dans votre bol, placez soigneusement le riz sauvage préparé, les légumes cuits, la salade fraîche, les graines et les protéines de votre choix, comme le tofu dur ou les haricots garbanzo. Ajoutez-y la vinaigrette de votre choix.
27. Pâtes végétales saines : Préparez des pâtes complètes saines. Accompagnez-les de légumes cuits à la vapeur et d'une sauce tomate maison piquante.
28. Shake baies-chia : Mélangez vos baies préférées, du lait d'amande, une banane et des graines de chia. Laissez reposer un peu pour que les graines de chia puissent se développer.

Ces recettes minceur faciles à réaliser sont parfaites pour votre programme de yoga sur chaise. 28 recettes qui vous apporteront les nutriments essentiels à votre énergie et à votre récupération, tout en étant légères et faciles à digérer.

Pour simplifier, nous suggérons de manger des aliments faciles à digérer, tels que des protéines d'origine végétale et animale, des glucides à faible indice glycémique et beaucoup de fruits et légumes frais. Pour le yoga, une alimentation nutritive et variée est essentielle.

Section 4- Conseils et astuces pour mieux manger au quotidien

Comment vous alimenter avant une séance de yoga sur chaise ?

Avant de faire du yoga sur chaise, mangez un repas léger et facile pour votre estomac. N'abusez pas des protéines, des graisses ou des fibres. Vous pouvez manger un yaourt végétal agrémenté de cannelle et de fruits secs ou un bol de flocons d'avoine. Des légumes et des pommes de terre légèrement cuits peuvent également faire l'affaire. Idéalement, attendez au moins 3 heures après un repas copieux, ou 1 heure après un petit en-cas, avant de commencer votre séance de yoga.

Comment vous alimenter après une séance de yoga sur chaise ?

Une fois le yoga sur chaise terminé, n'oubliez pas de boire de l'eau pour rester hydraté. Sur le plan nutritionnel, essayez de manger une cuillerée de protéines végétales en poudre ou un petit bouquet d'épinards. Pourquoi ne pas boire un verre de lait d'amande ? Les fruits sont intéressants. Ils contiennent des sucres rapides et beaucoup d'eau. Et n'oubliez pas les protéines : elles sont importantes pour la récupération des muscles.

Avant chaque séance, il est recommandé d'éviter certaines aliments tels que :

1- Les aliments trop gras : La consommation d'aliments trop gras comme les fritures, les charcuteries et les sauces peut donner du fil à retordre à votre estomac. Pourquoi ? Les graisses lourdes bloquent les sucs digestifs, ce qui complique le passage des aliments dans l'intestin. Ils peuvent parfois ralentir la digestion. Cela fait gonfler l'estomac et le rend douloureux, car il doit se débarrasser de ce qu'il contient. C'est ce qu'on appelle les maux d'estomac. Ces maux surviennent généralement quelques heures après un repas riche en graisses. Nous vous conseillons donc de manger moins gras, en particulier le soir avant de vous coucher, et d'opter pour des modes de cuisson plus sains, comme la cuisson à la vapeur ou au four. Cela permet d'éviter les maux de ventre dus à une digestion difficile.
2- Les aliments qui contiennent beaucoup trop de protéines : Certains aliments riches en protéines, comme la viande, les œufs et les produits laitiers, peuvent être plus difficiles à digérer que d'autres. Les ballonnements sont provoqués par le manque d'enzymes. La non-digestion des protéines provoquent leur fermentation dans l'intestin. C'est pourquoi il est préférable

de ne pas consommer de grandes quantités de protéines animales en une seule fois. Il est en fait plus judicieux de répartir votre consommation de protéines tout au long de la journée. Vous pouvez par exemple manger de la viande ou des œufs à midi, puis des produits laitiers plus tard dans la soirée.

3- Les aliments riches en fibres : Manger beaucoup de fruits, de légumes, de céréales complètes et de légumineuses est bon pour la santé. Mais saviez-vous qu'une trop grande consommation peut entraîner un ballonnement et un inconfort au niveau du ventre ? Votre corps ne peut pas digérer les fibres, mais il absorbe de l'eau dans le ventre et les intestins pour créer une substance collante. Lorsque vous consommez trop de fibres, cette substance peut provoquer un étirement des parois de l'intestin et vous donner une sensation d'inconfort et de gonflement. En termes simples, lorsque cet aliment riche en fibres pénètre dans le gros intestin, les bactéries qui s'y trouvent produisent des gaz. Ce processus est appelé fermentation. Il peut entraîner des ballonnements et des douleurs d'estomac. C'est pourquoi nous vous conseillons de ne pas manger beaucoup de fibres avant le yoga ou d'en augmenter rapidement la quantité. Une augmentation lente permet à votre corps de s'adapter sans problèmes de ventre. Il est bon de bien mastiquer les aliments riches en fibres et de s'hydrater pour que tout se passe bien dans l'intestin.

4- Certains aliments qualifiés de lourds peuvent perturber votre confort durant la séance. La consommation de certains aliments demande beaucoup d'énergie et envoie beaucoup de sang vers l'estomac et l'intestin. Parmi les aliments qualifiés de lourds, on peut citer entre autres les fritures, les plats en sauce ou encore, les plats très gras. Cela peut entraîner une sensation de satiété, de gonflement, de douleurs aiguës ou de brûlures d'estomac. C'est pourquoi il est généralement conseillé de ne pas manger d'aliments gras et riches avant une séance de yoga. Il faut attendre environ trois heures après le repas pour commencer la séance. Préférez manger des aliments simples et énergétiques. Il s'agit notamment de fruits, de légumes, de céréales complètes et de graines. Il est possible de prendre une petite collation environ une heure avant de faire du yoga.

Choisir des aliments légers avant de faire du yoga sur chaise est une aussi bonne idée. Vous pouvez par exemple opter pour un yaourt végétalien agrémenté de cannelle et de fruits secs.

Un bol chaud de flocons d'avoine est un autre choix. Vous pouvez également manger des légumes frais et des pommes de terre bouillies.

Vous devez comprendre que ces conseils peuvent changer en fonction de chaque personne et de ses propres besoins. Il peut être utile de s'adresser à un expert en diététique ou à un professeur de yoga pour obtenir des suggestions sur mesure.

Chapitre 6 : Bonus - Programme d'entraînement complémentaire

Le chapitre 6 explique comment combiner le yoga sur chaise avec des exercices de cardio pour un programme d'entraînement équilibré. Il propose un programme d'exercices de 12 minutes, en expliquant et en décrivant les exercices pour une progression du rythme personneVoici les idées principales de ce chapitre :

Le yoga sur chaise convient parfaitement aux personnes âgées et à celles dont les mouvements sont limités. Il présente de nombreux avantages pour la santé et accroît la joie de vivre.

L'association du yoga sur chaise et de séances d'entraînement cardio-pulmonaires renforce la santé cardiaque, la puissance musculaire et l'élasticité. Il permet également de contrôler le poids.

Cette séance d'entraînement rapide de 12 minutes propose des exercices ciblés pour renforcer les muscles du dos, améliorer votre posture et stimuler votre vitalité5.

Des suggestions sont fournies sur la manière d'avancer à la vitesse qui vous convient. Modifiez les séances d'entraînement en fonction de vos capacités physiques. Des accessoires tels que des sangles ou des coussins peuvent vous aider à réaliser des positions spécifiques.

En associant le yoga sur chaise à des activités qui font battre le cœur, vous obtenez le meilleur des deux ! Les bienfaits de ce duo peuvent améliorer votre santé et votre bonheur.

Section 1- Pourquoi combiner yoga sur chaise et exercices cardio

Pratiquer le yoga sur chaise et faire du cardio présentent de nombreux avantages. Le yoga sur chaise est un exercice facile à réaliser. Il raffermit et étire le corps sans trop le solliciter. C'est idéal pour les personnes âgées et les personnes qui ne peuvent pas trop se déplacer. Ce type de yoga refroidit également vos muscles et donne à votre corps un nouveau départ.

À l'inverse, les activités cardio renforcent le cœur et les poumons, augmentent l'endurance et aident à maintenir le poids. Il est également connu pour améliorer l'humeur et l'énergie, tout en diminuant le stress.

L'association du yoga et des exercices de cardio-training est une combinaison agréable. Le yoga améliore notre souplesse, notre puissance et notre tranquillité d'esprit. Le cardio renforce notre santé cardiaque et nous aide à contrôler notre poids. Cette méthode de remise en forme est complète et efficace. Elle capitalise sur les points forts de chaque exercice pour améliorer notre santé générale et notre bonheur.

Comment vous y prendre pour combiner les deux pratiques ?

- Alternez cardio et yoga sur chaise un jour sur deux. Par exemple, choisissez le cardio un jour et le yoga le lendemain. Vous pouvez également choisir trois jours de cardio et deux jours de yoga dans la semaine.
- Combinez une activité rapide de 10 à 15 minutes qui fait battre le cœur avec une séance de yoga sur chaise de 20 à 30 minutes. Ce duo fera du bien à votre cœur et renforcera votre force et votre souplesse.
- Ajoutez des exercices qui font battre le cœur à votre programme de yoga assis. Par exemple, entre deux positions, passez une minute à faire des mouvements actifs, comme lever les genoux ou imiter la marche.
- Choisissez un entraînement cardio qui corresponde à vos capacités. Les marches rapides, le vélo d'appartement ou la natation sont les meilleurs choix. Si vous avez des problèmes articulaires, évitez les activités à fort impact comme la course à pied.
- Buvez beaucoup d'eau avant, pendant et après chaque activité pour rester hydraté. N'oubliez pas que l'échauffement et les étirements sont indispensables pour éviter tout dommage.

En trouvant un juste équilibre entre le cardio qui fait battre le cœur et le yoga paisible sur chaise, vous en tirerez des avantages physiques et mentaux !

Voici une liste d'activités cardio que vous pouvez combiner avec le yoga sur chaise.

Les activités cardiaques suggérées pour accompagner le yoga sur chaise peuvent varier en fonction de la personne et de ses capacités physiques. Mais voici quelques exemples de ces activités qui peuvent convenir à différents niveaux de forme physique :

1. La marche rapide : Il s'agit d'un entraînement facile, adapté à votre vitesse et à votre force de bien-être. Vous pouvez le faire à l'intérieur sur un appareil de course ou à l'extérieur sous le ciel.

2. Faire du vélo pour faire de l'exercice : Il s'agit d'un excellent exercice cardiaque qui peut être réalisé à la maison. Il ménage les articulations et peut être adapté à votre niveau d'entraînement.
3. La natation : C'est un bon exercice pour le cœur, mais aussi pour les parties du corps qui fléchissent. Elle s'adapte à votre capacité d'exercice et peut être pratiquée en piscine ou dans la nature.
4. La danse : Il s'agit d'un exercice vivant pour le cœur, parfait pour la maison et l'école. Il peut être personnalisé en fonction de vos besoins en matière d'exercice et du genre de danse choisi.
5. HIIT, ou entraînement par intervalles à haute intensité : Il s'agit d'un programme d'entraînement cardio. Il s'agit d'un programme d'entraînement cardio qui alterne des périodes d'activité intense et des périodes de repos. Vous pouvez l'adapter à vos capacités. Cette routine vous permet de choisir différents exercices.

Avant de commencer un nouveau programme d'entraînement cardio, il est essentiel de discuter avec un expert en fitness ou un entraîneur personnel. Il pourra vous confirmer que ce programme est adapté à votre condition physique et à vos objectifs de santé.

Section 2- Programme d'entraînement en 12 minutes

Voici un programme d'entraînement que vous pouvez réaliser en 12 minutes :

1. Commencez par vous échauffer pendant 3 minutes : il s'agira de faire des mouvements doux afin que vos muscles et vos articulations se réchauffent. Faire des rotations avec vos épaules, étirez vos poignets et faites des flexions du cou.
2. Yoga sur chaise (6 minutes) : Effectuez une séquence de positions de yoga sur chaise, en vous concentrant sur le contrôle de la respiration et l'aisance. Incorporez des poses telles que la torsion assise, la posture de l'arbre en utilisant le soutien de la chaise, et la posture du guerrier, également avec l'aide de la chaise. Voir la vidéo Source 1 pour des démonstrations de routine de yoga sur chaise.
3. Activités cardio faciles (3 min) : Terminez votre programme par des activités cardio de base telles que la marche ponctuelle, le soulèvement des genoux ou les mouvements de talon-pointe. Ces mouvements accélèrent le rythme cardiaque et améliorent l'endurance.

Section 3- Descriptions des exercices d'entraînement supplémentaire

Des mouvements supplémentaires de yoga sur chaise peuvent cibler différents muscles. Cela permet d'améliorer la souplesse, l'équilibre et la puissance. En voici quelques exemples :

1. Pirouette sur chaise : Sur le bord d'une chaise, assurez-vous que vos pieds sont complètement à plat sur le sol. Tournez votre corps vers la droite. Utilisez votre main gauche et posez-la doucement sur votre genou droit pour plus de stabilité. Faites le même mouvement vers la gauche.
2. Étirement latéral : Asseyez-vous au bord de votre chaise. Levez votre bras droit au-dessus de votre tête. Penchez-vous à gauche. Vous étirez le côté droit de votre corps. Faites de même de l'autre côté.
3. Genou levé : Asseyez-vous sur le bord de votre chaise, et levez votre genou gauche vers votre poitrine. Abaissez-la et refaites le même exercice avec l'autre genou.
4. Étirement des jambes : Perchez-vous sur le rebord de la chaise, tendez votre jambe droite devant vous, le talon touchant le sol, les orteils dirigés vers le haut. Penchez-vous en avant pour étirer l'arrière de votre jambe. Faites de même avec la jambe gauche.
5. Exercice pour le cou : Gardez le dos droit sur le siège. Penchez lentement la tête vers la droite. Cela permet d'étirer le côté gauche de votre cou. Faites de même de l'autre côté.

Ces exercices peuvent être adaptés à vos compétences et à votre aisance. Il est essentiel de se concentrer sur sa respiration à chaque mouvement. Ne poussez pas dans une pose si elle vous fait mal.

Section 4- Conseils pour progresser à son rythme quand on débute en yoga sur chaise

Il existe quelques règles à suivre si vous souhaitez progresser à votre rythme en yoga sur chaise, à savoir :

1. Commencez par des positions faciles : L'idéal est de commencer par des positions de yoga simples et de passer progressivement à des positions plus complexes. Cette

stratégie vous permettra de vous familiariser avec les techniques du yoga tout en améliorant progressivement votre résistance et votre polyvalence.
2. Prêtez attention à votre corps : Chaque individu est différent, il est donc essentiel d'écouter les signaux de votre corps et de respecter ses limites. Si une position est inconfortable ou douloureuse, il est préférable de la modifier ou de passer à une position plus relaxante1.
3. Restez cohérent : La constance est nécessaire à l'amélioration du yoga. Nous vous conseillons de vous entraîner tous les jours, même pendant de courtes périodes. Cela permet de créer une routine et d'améliorer progressivement vos compétences en matière de yoga1.
4. Servez-vous d'accessoires de yoga. Il peut s'agir de sangles ou encore de blocs. Ces accessoires sont à la fois utiles et adaptés aux postures que vous devez réalisées durant vos séances.
5. Allez-y doucement : le yoga est une activité qui demande du temps et de la patience. Ne vous attendez pas à des résultats rapides. Appréciez plutôt le chemin parcouru et les modestes améliorations apportées au fil du temps.
6. Besoin d'aide ? Ne vous inquiétez pas si vous avez des difficultés ou si vous n'êtes pas sûr de quelque chose. Demandez simplement l'aide d'un professeur de yoga. Il pourra vous donner des conseils avisés adaptés à vos besoins spécifiques et vous aider à améliorer vos postures de yoga.

Il existe différents moyens de trouver des exercices adaptés à votre niveau et à votre rythme.

1. Les applications mobiles de yoga : De nombreuses applications de yoga proposent des exercices de yoga sur chaise. Ces applications permettent souvent de choisir le niveau de difficulté et la durée de la séance.
2. Les guides et vidéos sur le yoga : Les activités de yoga sur chaise sont disponibles sous forme de livres et de DVD. Ils sont particulièrement utiles lorsque vous souhaitez faire du yoga à votre rythme, sans avoir besoin de vous connecter en ligne.
3. Les cours sur Internet : De nombreux sites proposent des séances de yoga en ligne, et même du yoga sur chaise. Ces leçons peuvent être diffusées en direct ou préenregistrées, ce qui vous permet de progresser à votre rythme.
4. Les cours en présentiel : Si la présence d'un professeur vous convient, vous pouvez rechercher des séances de yoga sur chaise près de chez vous. Ces cours peuvent être particulièrement utiles pour obtenir des conseils adaptés et corriger votre pose.

5. Les groupes de yoga ou espaces en ligne : Faire partie d'un groupe de yoga ou d'un espace en ligne est une bonne chose ! Vous pouvez échanger des informations sur le yoga sur chaise, donner des conseils et parler de ce que vous avez fait.
6. Podcasts sur le yoga : Vous en trouverez qui se concentrent sur le yoga sur chaise. C'est un choix intéressant pour vous si vous aimez faire du yoga en écoutant plutôt qu'en regardant une vidéo.

Section 5- Comment trouver un professeur de yoga sur chaise près de chez vous

Vous pouvez trouver votre professeur de yoga par exemple :

1. En explorant les services en ligne de renom tels que StarOfService ou encore, Ring Twice. Ils permettent de trouver des professeurs de yoga qui proposent des cours à domicile ou en ligne.
2. En axant vos recherches sur votre région, votre ville ou votre quartier. Examinez les profils des professeurs et prenez connaissance de leurs tarifs.
3. Allant sur internet. Il vous suffit de taper "cours de yoga sur chaise près de chez vous" ou "professeur de yoga pour personnes âgées + votre ville". Cela peut vous conduire à des professeurs de yoga qui s'adressent aux personnes âgées, par exemple, ou encore des personnes ayant des problèmes spécifiques, etc.
4. Comme pour les exercices, vous pouvez vous rendre auprès des centres u associations de yoga de votre ville ou de votre quartier.
5. Discutant avec vos amis et vos voisins. Demandez-leur s'ils peuvent vous suggérer un excellent professeur de yoga sur chaise à proximité. Le partage d'informations de ce type peut s'avérer très efficace.
6. Lorsque vous aurez trouvé le candidat potentiel, il ne vous reste plus qu'à le contacter et vous inscrire.

Conclusion

Résumé des points clés du programme

Grâce à ce guide, vous comprendrez comment le yoga sur chaise peut vous aider à perdre du poids et à faire fondre la graisse du ventre. Il décrit en détail le plan de yoga sur chaise de 28 jours décrit dans le livre. Il aborde également les conseils diététiques spéciaux et le programme d'exercices cardio-pulmonaires fournis en supplément.

L'ouvrage présente le concept du yoga sur chaise et explique comment il contribue à la réduction du poids. Il met en lumière les propriétés de combustion des calories et de la graisse du ventre du yoga sur chaise. Une séance quotidienne de 10 minutes est considérée comme suffisante pour obtenir des résultats efficaces. En outre, il fournit des conseils pour se préparer physiquement et mentalement à la pratique du yoga sur chaise.

Le livre vous explique en détail le programme de yoga sur chaise de 28 jours : comment commencer le programme, comment se déroule-t-il au quotidien ?

Y sont détaillées les principales actions et positions du yoga sur chaise. Il s'agit notamment des positions debout près de la chaise, des positions fléchies en position assise, des rotations sur le siège, des poses d'équilibre et des exercices de respiration et de méditation.

Des conseils utiles sont proposés pour renforcer les bienfaits de votre programme de yoga sur chaise : une alimentation appropriée, des postures progressivement difficiles, des suggestions inspirantes et l'intégration du yoga sur chaise dans vos activités quotidiennes.

Rappel des bienfaits du yoga sur chaise

Le yoga sur chaise est très bénéfique pour le corps et l'esprit. Il convient parfaitement aux personnes qui restent longtemps assises. Il vous aide à mieux vous asseoir, améliore votre posture en général, et réduit les douleurs musculaires.

Le yoga sur chaise présente plusieurs avantages pour la santé. Il améliore les mouvements du corps, renforce la coordination et améliore le flux d'énergie. De plus, c'est un excellent moyen d'évacuer le stress.

Les mouvements de yoga sur chaise, bien que différents du yoga classique, vous permettent de faire de nombreux exercices. Vous pouvez les faire assis ou debout à côté de la chaise.

Le yoga sur chaise a un impact positif sur le cerveau, favorisant le calme et la satisfaction. Comme le yoga classique, il associe nos pensées et nos actions physiques. Il peut donc renforcer la confiance en soi, en particulier pour les personnes dont les mouvements sont limités.

Motivation pour le lecteur à commencer dès aujourd'hui

N'hésitez plus ! Lancez-vous dès maintenant.

Le yoga sur chaise est une pratique de remise en forme que tout le monde peut pratiquer. Quel que soit votre âge, votre état de santé ou votre environnement, vous pouvez pratiquer le yoga sur chaise et profiter de ses avantages.

Il suffit d'y consacrer un peu de temps. Avec seulement 5 à 10 minutes par jour, vous commencerez à ressentir de bonnes vibrations et le stress de votre corps diminuera.

Le yoga sur chaise aide à corriger votre posture et à réduire l'inconfort. Il aide à corriger votre position et à prévenir les douleurs dues à de mauvaises habitudes d'assise. Le yoga sur chaise soulage également les douleurs dorsales et articulaires causées par une mauvaise posture.

Il s'agit d'une véritable séance de yoga. Malgré quelques changements, les postures sont ancrées dans le yoga traditionnel, avec des avantages tels que l'apaisement, la souplesse et l'harmonisation du corps et de l'esprit.

Enfin, pour commencer, rien de plus facile ! Une poignée de poses simples, comme la pose de la montagne, sont agréables et faciles à réaliser. Vous pouvez les réaliser vous-même après avoir étudié ou consulté un guide.

Printed in France by Amazon
Brétigny-sur-Orge, FR